*Dieses Buch widme ich
den wichtigsten Menschen
in meinem Leben:*

*Meinem wunderbaren Mann
Christian, der mich immer in all
meinen Projekten (und es sind viele)
unterstützt hat, und meinen vier
Kindern Linus, Hannah, Emma und
Jakob, die mich vor allem Demut und
Hingabe ans Leben gelehrt haben.*

*Außerdem danke ich meinen Eltern
und meiner Schwester, die meinem
Leben durch ihre Fürsorge und Liebe
ein stabiles Fundament gaben.*

Bibliografische Information der Deutschen Nationalbibliothek:
Die Deutsche Nationalbibliothek verzeichnet diese Publikation in der Deutschen
Nationalbibliografie; detaillierte bibliografische Daten sind im Internet über
http://dnb.d-nb.de abrufbar.

1. Auflage	September 2021
© 2021	edition riedenburg
Verlagsanschrift	Adolf-Bekk-Straße 13, 5020 Salzburg, Österreich
Internet	www.editionriedenburg.at
E-Mail	verlag@editionriedenburg.at
Lektorat	Dr. Heike Wolter, Obertraubling
Bildnachweis	Fotos Dr. med. Ute Taschner am Cover und auf S. 14:
	© Sabine Rukatukl Freiburg
	Familienfoto auf S. 19: © Prof. Dr. med. Christian A. Taschner
Satz und Layout	edition riedenburg
Herstellung	Books on Demand GmbH

ISBN 978-3-99082-058-2

Dr. med.
Ute Taschner

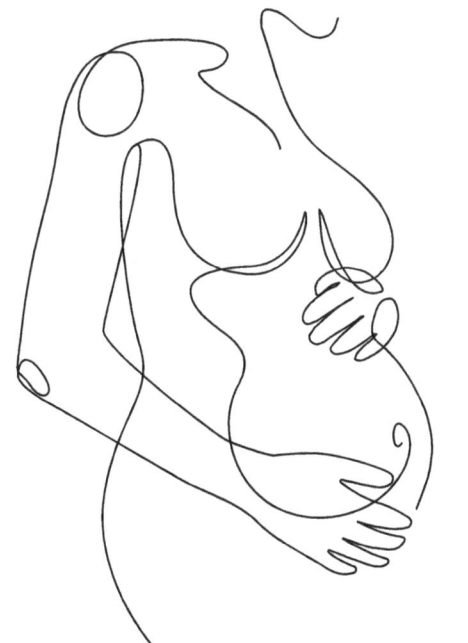

Das VBAC-Buch, das deine nächste Schwangerschaft und Geburt vereinfacht

NATÜRLICHE GEBURT
NACH KAISERSCHNITT

PRAXIS-WISSEN VON DER ÄRZTIN

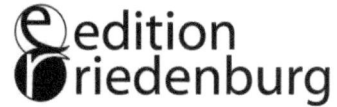
edition
riedenburg

INHALT

Wie kann ich mich optimal auf meine VBAC vorbereiten? 89

Die nächste Geburt in der Praxis 117

So geht´s auch: Kaiserschnitt und trotzdem ein schönes Geburtserlebnis 145

Checklisten 169

Fragebögen zur Reflexion 203

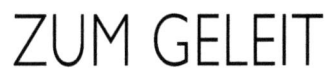

Die Wege, die zu einer Kaiserschnittgeburt führen, sind individuell – so individuell, wie jede werdende Mutter und ihr Baby sind. Der Kaiserschnitt kann gewünscht und geplant sein oder die Rettung in der Not. Er kann als gleichwertiger und besser kalkulierbarer Geburtsmodus erscheinen, wo ein Geburtsrisiko vermutet wird, oder er kann am Ende eines langen, erschöpfenden Weges im Rahmen eines Einleitungsversuchs stehen.

Es können die Geburtshelfer sein, die die Entscheidung zum Kaiserschnitt treffen, für die werdenden Eltern nachvollziehbar – oder auch nicht. Es können die werdenden Eltern sein, die im Geburtsverlauf für sich keine Alternative mehr sehen – und die Geburtshelfer müssen das akzeptieren und respektieren.

So unterschiedlich die Wege waren, die zum Kaiserschnitt führten und so verschieden, wie Menschen nun einmal sind, so sehr differieren im Nachgang auch die Bewertungen und Verarbeitungen einer Kaiserschnittgeburt. Für die einen ein Segen, für die anderen ein Trauma, dazwischen alle Schattierungen. Manchmal bereits in der Auseinandersetzung mit einem weiterem Kinderwunsch, sicher aber im Verlauf der nächsten Schwangerschaft stellt sich irgendwann für Mütter und Paare die Frage, wie das Geschwisterkind geboren werden soll.

Dieses Buch ist eine Aufforderung, sich dieser Frage zu stellen. Es erteilt ausdrücklich die Erlaubnis, sich auf die Suche nach dem individuellen Weg zu machen. Die Botschaft lautet: Es gibt fast immer eine Wahl. Entwicklungen, die man abwarten kann, Wege, die man gehen kann, damit die Entscheidung, die am Ende getroffen wird, wirklich die eigene ist. Damit es die eigene Geburt wird. In umfassender und bestärkender Weise macht das vorliegende Buch das aktuelle Wissen über die Geburt nach Kaiserschnitt für Mütter und Eltern, aber auch für Fachpersonal zugänglich. Es räumt auf mit dem Mythos „Einmal Kaiserschnitt – immer Kaiserschnitt". Dieses Buch informiert Frauen ergebnisoffen und unterstützt sie auf dem Weg zu einer selbstbestimmten Geburt.

Die Geburten unserer Kinder gehören zu unseren bedeutsamsten, eindrucksvollsten biographischen Ereignissen. Wir sollten glücklich und stolz auf sie zurückblicken dürfen. Zumindest aber friedvoll, weil es unsere Geburten waren, so wie sie eben waren.

Dr. med. Bärbel Basters-Hoffmann
Chefärztin Geburtshilfe, St. Josefskrankenhaus Freiburg

Nichts hat die Geburtshilfe so verändert, entwickelt und gleichzeitig verstört wie der Kaiserschnitt. Kein Geburtshelfer kann heute darauf verzichten, der möglicherweise gefährlichen Geburt zum Schutz von Kind oder Mutter operativ ein Ende zu setzen.

Dabei geht es darum, Traumatisierungen abzuwägen. Trotz „Verfeinerung" bleibt der Kaiserschnitt eine große, folgenschwere Operation, für die es einen guten Grund geben muss. Dabei ist es egal, ob dieser Grund einen medizinisch-perinatologischen, einen psychologischen oder einen sozialen Hintergrund hat. Zudem gilt es zu respektieren, dass sogenannte sekundäre Kaiserschnitte aus dem Geburtsverlauf heraus eine Fülle von Vorteilen für Mutter und Kind mit sich bringen. Der primäre und terminierte Kaiserschnitt sollte daher die Ausnahme bleiben. Nur wer all das respektiert und umsetzt und damit den Sinn des Gebärens nicht zentral in Frage stellt, ist aus meiner Sicht ein guter Geburtshelfer.

Die unmittelbaren Risiken eines ersten Kaiserschnittes sind überschaubar. Viel dramatischer sind mögliche Folgen für kommende Schwangerschaften. Insbesondere beim Wunsch nach einer vaginalen Geburt ist Vieles zu berücksichtigen. In der Regel spricht – das sagen auch die neuen Leitlinien – überhaupt nichts dagegen, bei einer folgenden Schwangerschaft eine natürliche Geburt anzustreben. Dieses Ziel wird am häufigsten erreicht, wenn die Geburtshelfer möglichst interventionsarm vorgehen. Dadurch wird dem überwiegenden Teil der Frauen ein weiterer Kaiserschnitt erspart.

Auf diesen Grundannahmen basiert das neue Buch von Dr. med. Ute Taschner. Sie weiß um die traumatisierende Potenz eines unnötigen, aber auch eines unterlassenen Kaiserschnitts und führt die Frauen sensibel auf ihrem Weg zu ihrer ganz eigenen Geburtserfahrung. Dabei hat sie verstanden, dass es nicht darum geht, nötige Interventionen zu verteufeln, sondern einen gut vorbereiteten Weg zu ebnen, der dafür sorgt, dass eine Familie an Leib und Seele gesund bleibt.

Dieser Weg wird vielfältig, empathisch und fachkundig beschrieben – eine Pflichtlektüre für alle Frauen, die nach Kaiserschnitt eine neue Geburtserfahrung machen wollen. Dieses Buch ist Motivation, Energieschub und Angstlöser zugleich und schafft für uns Geburtshelfer die Grundlage, gerade nach Kaiserschnitt mehr physiologische Geburten begleiten zu dürfen.

Dr. med. Wolf Lütje
Chefarzt Gynäkologie & Geburtshilfe,
Ev. Amalie Sieveking Krankenhaus Hamburg

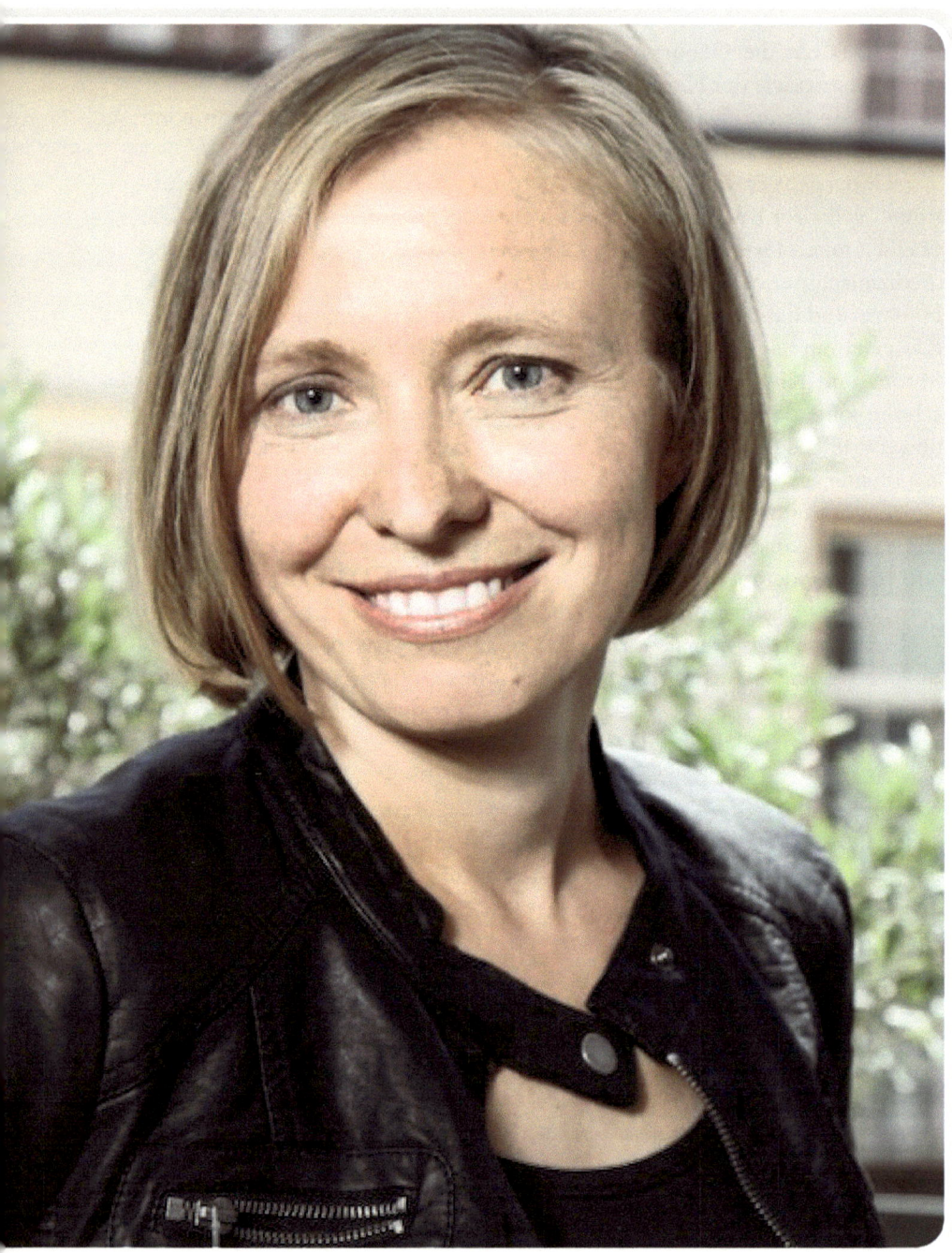

VORWORT

Du hast einen Kaiserschnitt hinter dir und
bereitest dich auf die nächste Geburt vor?

Oder du bist noch nicht wieder schwanger
und hast einfach ziemlich viele Fragen?

Dann bist du hier genau richtig. Du stehst an einem
Punkt, an dem ich vor einigen Jahren auch war.

Damals hätte ich mir ein Buch wie dieses gewünscht.

Meine Geschichte

Mein Name ist Ute Taschner. Ich bin Ärztin und Mutter von vier Kindern. Seit vielen Jahren unterstütze ich Mütter, die sich nach ihrem Kaiserschnitt eine natürliche Geburt wünschen. Außerdem gebe ich dazu Fortbildungen für Hebammen und interessierte Ärzte.

Meine beiden ersten Kinder wurden durch Kaiserschnitte geboren. Der erste Kaiserschnitt erfolgte auf Grund eines Geburtsstillstandes und weil mein Sohn bei seiner Geburt fast fünf Kilogramm wog. Nach langen Stunden mit heftigen Wehen und einer PDA öffnete sich mein Muttermund nicht weiter als fünf Zentimeter. Außerdem stellte sich der Kopf meines Kindes nicht richtig ins Becken ein. Nach 24 Stunden anstrengender Geburtsarbeit war ich entkräftet und mutlos. Als der Dienstwechsel der Ärzte anstand, wurde mir ein Kaiserschnitt nahegelegt.

Nach der Operation war ich müde, enttäuscht und erschöpft. Mein Baby wurde mir nur kurz gezeigt. Zudem war die Wochenbettstation überfüllt, sodass ich die Nacht allein auf einer anderen Station verbrachte. Leider war in dieser Klinik kein Bonding vorgesehen. Dadurch konnte ich meinen kleinen Sohn, der die Nacht im Kinderzimmer verbracht hatte, erst am nächsten Morgen stillen. Das Gefühl, irgendein Kind in den Arm gelegt bekommen zu haben, werde ich nie vergessen. Trotz einiger Startschwierigkeiten gelang es mir aber wenigstens nach einigen Wochen, mein Baby problemlos zu stillen.

Als ich erneut schwanger wurde, sollte sich diese Geschichte auf keinen Fall wiederholen. Ich ließ mich durch eine Hebamme begleiten und plante sogar eine Geburt im Geburtshaus. Doch am Ende der Schwangerschaft holten mich die Erinnerungen an die erste Geburt wieder ein. Zudem wurde auch dieses Kind als groß und schwer eingeschätzt. Vor lauter Angst und Sorge sah ich keinen anderen Weg, als mich für einen geplanten Kaiserschnitt zu entscheiden. Zum Glück war dieser Kaiserschnitt dank eines liebevollen Teams, direkten Bondings im OP und der Begleitung durch meinen Mann eine sehr schöne Erfahrung für mich.

Erst einige Jahre später habe ich mich genauer mit den zurückliegenden Geburten beschäftigt. Zunächst wollte ich verstehen, wie es zu einem Geburtsstillstand kommen kann. Ich studierte die geburtshilfliche Fachliteratur und befragte viele Hebammen und Ärzte zu ihren Erfahrungen.

Dadurch konnte ich einen Teil meiner Geburtsgeschichten einordnen. Die großen Zusammenhänge wurden mir allerdings erst deutlich, als ich auch meine innere Einstellung zur Geburt anschaute.

Am Anfang dieser Verarbeitungsreise dachte ich:

„Ich muss loslassen, mich entspannen, den Kopf ausschalten und habe trotzdem kaum Einfluss auf das Geschehen."

Später erkannte ich:

„Ich darf vollkommen ich selbst sein und mein Kind in meinem Rhythmus und auf meine Art zur Welt bringen."

Vom Müssen zum Dürfen

So bereitete ich mich auf die nächste Geburt auf mehreren Ebenen vor. Einerseits sammelte ich theoretisches Wissen. Andererseits umfasste meine Vorbereitung, einen individuellen Raum für die nächste Geburt zu schaffen, an dem ich mich sicher und geborgen fühlte – mit genau den Menschen, die ich während der Geburt um mich haben wollte. Außerdem erlernte ich Mentaltechniken und stellte mich meinen Ängsten.

Trotz meiner umfassenden Vorbereitung auf die Geburt blieb ich für jeden möglichen Verlauf offen. Ich hatte mir vorgenommen, alles anzunehmen, egal, was passiert. Ich wusste, ein weiterer Kaiserschnitt kann medizinisch notwendig werden und auch dafür war ich offen.

Dank dieser Vorbereitung und der Unterstützung durch meine wunderbaren Wegbegleiter konnte ich meine beiden jüngeren Kinder auf natürlichem Weg zur Welt bringen.

Ein paar Worte zur Benutzung des Buches

Mit diesem Buch möchte ich dir Sicherheit für die Planung deiner nächsten Geburt geben. Ich möchte dir Mut machen, deinen persönlichen Weg zu finden und zu gehen. Du kannst nämlich viel mehr erreichen, als du denkst.

Jede Geburtsgeschichte ist individuell und jede Mutter und jedes Baby sind anders. Es ist gut möglich, dass nicht alle Informationen für dich und deine Geschichte passend sind. Deshalb ist das Buch so konzipiert, dass du die Kapitel auswählen kannst, die für dich relevant sind. Du kannst nach Herzenslust hin- und herspringen. Themen, die dich nicht betreffen, kannst du einfach überblättern.

Falls du eine kurze Zusammenfassung für deine*n Begleiter*in suchst, wirst du im Kapitel „Für Lebenspartner und andere persönliche Begleiter" ab S. 159 fündig.

Zum Schluss – und das hast du dir sicher schon gedacht – möchte ich dich noch auf das Folgende hinweisen: Alle Informationen in diesem Buch sind allgemein gehalten und ersetzen weder die persönliche Konsultation einer Ärztin / eines Arztes oder einer Hebamme noch deine selbstverantwortliche Entscheidung.

Ich wünsche dir wichtige Erkenntnisse und viel Freude mit diesem Buch.

Deine Ute

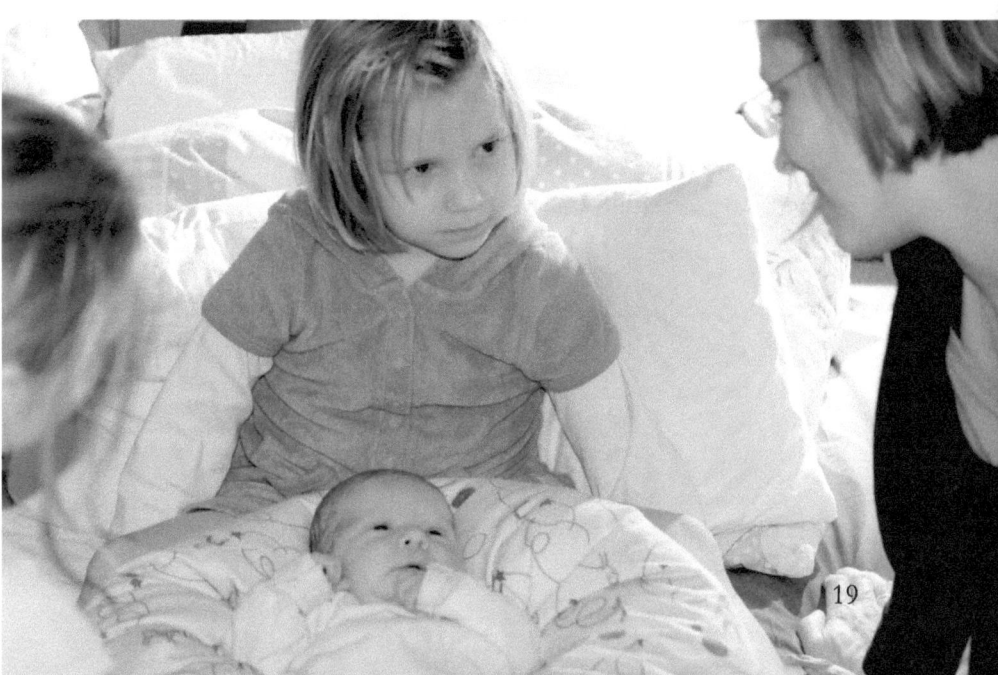

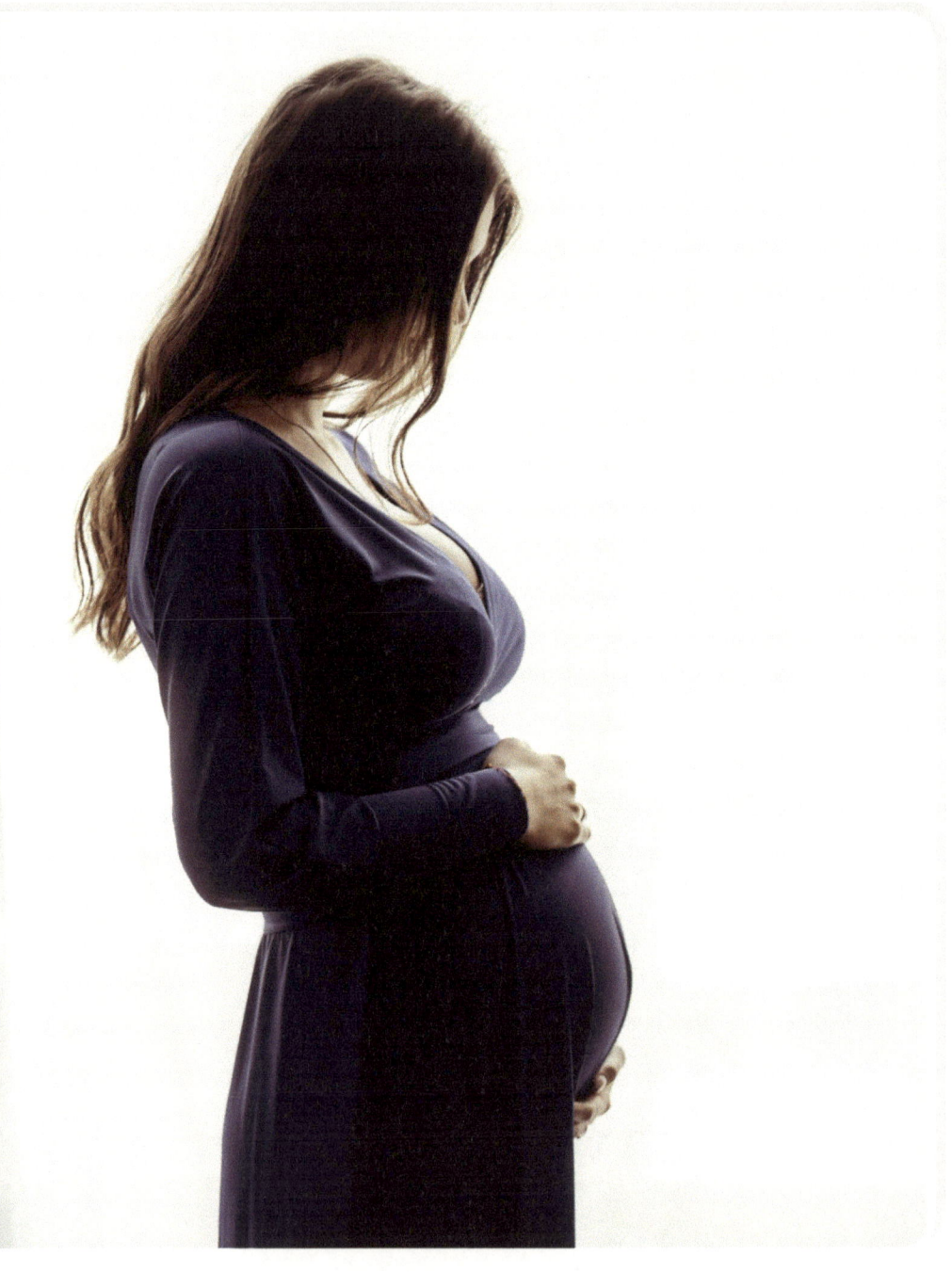

WIE GEHT ES DIR
UND WO STEHST
DU GERADE?

Ich freue mich, dass du dieses Buch entdeckt hast. Ich nehme an, du hast vor Kurzem oder vor längerer Zeit einen Kaiserschnitt erlebt. Ganz egal, ob dein Kaiserschnitt gewünscht war, geplant war oder dich plötzlich überrollt hat: Jede Geburt ist ein einzigartiges und emotionales Ereignis. Wie geht es dir gerade damit? Welches Ziel möchtest du mit Hilfe dieses Buches erreichen?

Suchst du sachliche Informationen zur Planung deiner nächsten Geburt? Möchtest du auf einen erneuten Kaiserschnitt gut vorbereitet sein? Oder steht bei dir die Verarbeitung und das Verstehen der letzten Geburt im Vordergrund? Bist du schon wieder schwanger oder suchst du vorab nach Informationen zu deinen Möglichkeiten für die nächste Schwangerschaft und Geburt?

 Wenn du magst, nimm einen Stift zur Hand und beantworte die folgenden Fragen:

Aus welchem Grund erfolgte dein Kaiserschnitt?

 Welche weiteren Informationen zu deiner Kaiserschnittgeburt
benötigst du? Woher kannst du diese Informationen bekommen?

Wie hast du den Kaiserschnitt erlebt?

Wünschst du dir Unterstützung bei der Verarbeitung
oder bist du mit deinem Kaiserschnitt im Reinen?

Falls Ersteres zutrifft: Wer könnte dir helfen?

Wie stellst du dir deine
nächste Geburt vor und
welche Informationen
benötigst du dafür?

Welche Begleitung wünschst du dir aktuell und während
der nächsten Schwangerschaft und Geburt?

Welches sind deine wichtigsten Fragen zu deiner nächsten Geburt?

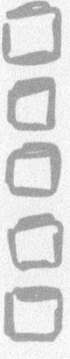

Je nachdem, was deine Bedürfnisse und Ziele
mit diesem Buch sind, kannst du für dich
nun die passenden Kapitel auswählen.

Deinen eigenen Weg finden

Wie ist es möglich, deinen persönlichen Weg zur nächsten Geburt zu finden? Dazu ist es wichtig zu wissen, welche Umstände du rund um die Geburt beeinflussen kannst. Tatsächlich ist viel mehr möglich, als du vielleicht annimmst.

Du hast in der Regel Einfluss auf:

- *die Verarbeitung deiner vorherigen Geburt*

- *den Geburtsort*

- *die Menschen, die dich zur Geburt begleiten*

- *deine mentale Vorbereitung*

- *deine Ernährung*

- *deine körperliche Fitness*

- *deinen Wissensstand über die natürliche Geburt*

- *dein Unterstützernetzwerk*

Wenn du außerdem die wichtigsten Fakten zu einer Geburt nach Kaiserschnitt kennst, bestehen gute Chancen, dass du dein nächstes Kind so zur Welt bringst, wie du es für dich und dein Baby richtig findest.

Deinen eigenen Weg gehen

Dieses Buch kann dich unterstützen, all jene Umstände, die du beeinflussen kannst, nach deinen Vorstellungen zu gestalten. Die Reihenfolge der Buchkapitel richtet sich nach den Schritten, die eine Mutter gehen kann, wenn sie sich nach ihrem Kaiserschnitt auf die nächste Geburt vorbereitet.

Folgende Schritte haben sich in etwa dieser Reihenfolge bewährt:

- *die vorherige Geburt verstehen (dazu gehören einige Zahlen, Daten und Fakten)*

- *deinen Kaiserschnitt verarbeiten*

- *deine medizinischen Rahmenbedingungen klären*

- *die (für dich) perfekten Bedingungen für deine nächste Geburt schaffen*

- *die mentale, organisatorische und körperliche Vorbereitung auf deine nächste Geburt*

- *das Wissen, wie eine physiologische Geburt abläuft und wie du sie unterstützen kannst*

- *einen wiederholten Kaiserschnitt in die Planungen einbeziehen*

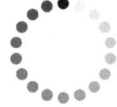 Im Anhang des Buches findest du neben Checklisten auch Tabellen, in denen ich die wichtigsten wissenschaftlichen Informationen für dich zusammengefasst habe.

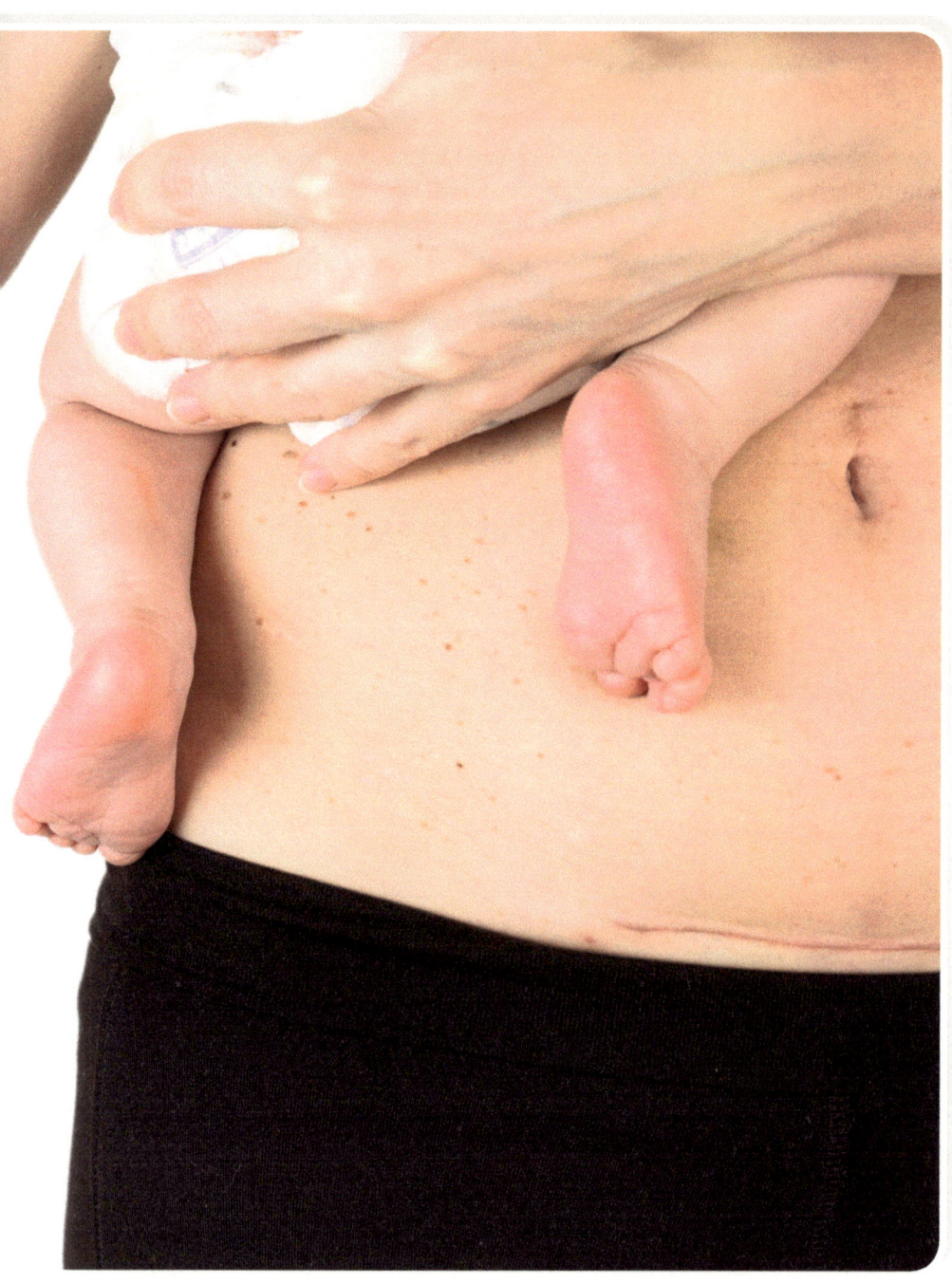

DIE GRÜNDE FÜR DEINEN KAISERSCHNITT VERSTEHEN

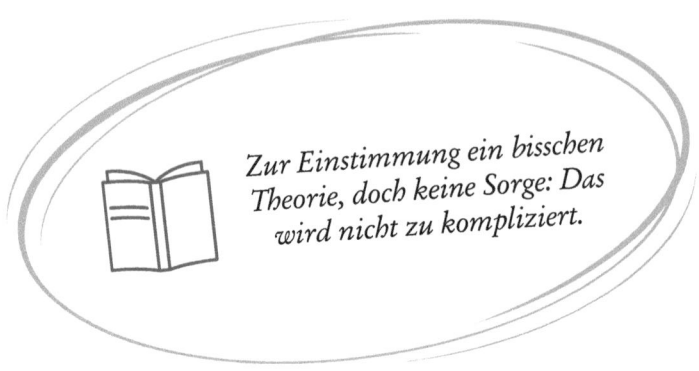

Zur Einstimmung ein bisschen Theorie, doch keine Sorge: Das wird nicht zu kompliziert.

Basiswissen Kaiserschnitt

Warum gibt es so viele Kaiserschnitte?

Der Kaiserschnitt ist eine häufige Operation. Derzeit kommt in Deutschland, Österreich und der Schweiz ungefähr jedes dritte Kind durch einen Kaiserschnitt zur Welt. Nicht besser sieht es – so die derzeit aktuellsten Daten aus dem „Faktencheck Kaiserschnitt" (2012) – bei wiederholten Kaiserschnitten, den sogenannten Re-Sectios, aus: In drei von vier Fällen erlebt eine Mutter, die einen Kaiserschnitt hatte, bei weiteren Kindern ebenfalls einen Kaiserschnitt.

Doch nicht alle Kaiserschnitte und wiederholten Kaiserschnitte sind zwingend medizinisch notwendig. In einigen europäischen Ländern mit vergleichbar guter Sicherheit für Mutter und Kind rund um die Geburt finden sich deutlich niedrigere Raten. So wird in skandinavischen Ländern nur jedes fünfte Kind durch einen Kaiserschnitt geboren.

Dies wirkt sich wiederum auf die Rate wiederholter Kaiserschnitte aus. Je niedriger die Kaiserschnittraten in einem Land sind, umso höher ist die Chance, beim nächsten Kind eine natürliche Geburt zu erleben. So wird jeder zweiten Mutter, die in der Vorgeschichte einen Kaiserschnitt hatte und die in Schweden, Finnland oder den Niederlanden lebt, beim nächsten Kind eine natürliche Geburt ermöglicht, was vermutlich durch die unterschiedlichen Gesundheitssysteme begünstigt wird. (Zum Vergleich: In Deutschlandland ist es nur eine von vier Müttern.)

Unterschiedliche Kaiserschnittraten innerhalb Deutschlands

Nicht nur innerhalb Europas, sogar zwischen den verschiedenen Bundesländern sowie Stadt- und Landkreisen Deutschlands unterscheiden sich die Raten operativer Geburten. Die strukturierten Qualitätsberichte der Kliniken 2018 offenbaren – nicht zum ersten Mal – diese erstaunlich großen Unterschiede. Schon die Bertelsmann Studie „Faktencheck Kaiserschnitt" 2012 hatte auf frappierende Unterschiede hingewiesen. Zuvor hatte man vermutet, der unterschiedliche Gesundheitszustand der Bevölkerung der einzelnen Kreise könnte die Ursache sein. Dies konnten die Forscher 2012 nicht bestätigen, denn selbst zwischen benachbarten Kliniken, die Mütter mit ähnlichen Risiken versorgten, zeigten sich deutliche Unterschiede. Vielmehr wurde in der Auswertung deutlich, dass die unterschiedlichen Kaiserschnittraten auf die persönliche Beurteilung der Risiken einer natürlichen Geburt durch die Geburtshelfer in den einzelnen Kliniken zurückzuführen sind. Das bestätigte sich auch 2018.

Warum spielen die einzelnen Geburtshelfer eine so große Rolle?

Bei einem Kaiserschnitt unterscheiden wir absolute und relative Indikationen. Nur bei etwa drei Prozent aller Geburten käme es für Mutter oder Kind zu einer erheblichen Gefahr für Gesundheit oder Leben. Auf diese so genannten **absoluten Indikationen** entfallen also circa zehn Prozent aller Kaiserschnitte. Die Geburtshelfer haben in diesem Fall wenig bis keinen Ermessensspielraum.

Wird ein Kaiserschnitt jedoch aus einer **relativen Indikation** heraus durchgeführt, besteht normalerweise keine akute Notlage. Es gibt in der Regel einen Ermessensspielraum für Eltern und Geburtshelfer. Dieser wird von Klinik zu Klinik unterschiedlich ausgelegt. So raten zum Beispiel viele Geburtskliniken im Falle einer Beckenendlage zu einem Kaiserschnitt, denn die meisten Geburtshelfer haben leider zu wenig Erfahrung in der Begleitung einer natürlichen Geburt aus Beckenendlage. In solchen Fällen ist der Kaiserschnitt für Mutter und Kind tatsächlich der sicherere Weg. Eine Klinik mit der erforderlichen Expertise könnte jedoch den Kaiserschnitt unter Umständen vermeiden. Doch es geht nicht nur um die Erfahrung einer Klinik mit komplexen Geburtsverläufen. Viel entscheidender ist, wie Ärzte und Hebammen eines geburtshilflichen Teams die Geburt an sich wahrnehmen. Wird die Geburt als normaler und gesunder Prozess angesehen, den Mutter und Baby gemeinsam meistern können? Oder erscheint die Geburt als ein risikobehaftetes Ereignis, welches eine Mutter nicht aus eigener Kraft bewältigen kann? Diese unterschiedliche Betrachtungsweise führt letztendlich zu den unterschiedlichen medizinischen Entscheidungen und Eingriffen.

Nicht-medizinische Kaiserschnittgründe

Leider beeinflussen nicht nur medizinische Erwägungen im Sinne einer möglichst hohen Sicherheit für Mutter und Kind die Entscheidung zum Geburtsmodus. Auch die Personalausstattung mit Hebammen und Ärzten, ökonomische Gegebenheiten, die bessere Planbarkeit des Kaiserschnitts und juristische Fragen wirken sich (zum Teil unbewusst) auf die Anzahl der Kaiserschnitte in einer Klinik aus.

Das Wichtigste in Kürze

Ungefähr jede dritte Frau in Deutschland bringt ihr Kind durch einen Kaiserschnitt zur Welt.

Hatte eine Mutter einen Kaiserschnitt, erlebt sie beim nächsten Kind in drei von vier Fällen ebenfalls eine operative Geburt.

Die Kaiserschnittraten sind sowohl innerhalb Europas als auch innerhalb Deutschlands sehr unterschiedlich und liegen zwischen 15 Prozent und über 40 Prozent. Diese starken Unterschiede sprechen dafür, dass Kaiserschnitte nicht nur aus rein medizinischen Gründen erfolgen.

Die verschiedenen Kaiserschnittgründe

Absolute und Relative Indikationen

Die Gründe für einen medizinischen Eingriff werden **Indikation** genannt. Man unterscheidet zwischen so genannten **absoluten** und **relativen Indikationen**. Bei den **absoluten Indikationen** besteht kein Ermessensspielraum für die Ärzte und Hebammen, weil eine natürliche Geburt eine erhebliche Gefährdung von Leben und Gesundheit für das Ungeborene, seine Mutter oder für beide bedeuten würde. Dazu gehören zum Beispiel die vorzeitige Ablösung der Plazenta, die mit starken und für das Kind lebensbedrohlichen Blutungen einhergeht, oder wenn die Plazenta vor dem Geburtsweg liegt und diesen versperrt.

Zu den absoluten Indikationen zählen ebenfalls die unveränderliche Querlage des Babys bei Geburtsbeginn, ein absolutes Missverhältnis zwischen kindlichem Kopf und mütterlichem Becken, zum Beispiel bei deformiertem Becken, ein drohender oder bereits stattgefundener Einriss der Gebärmutter oder eine akute Sauerstoffunterversorgung des Babys im Mutterleib, wenn die Geburt nicht unmittelbar bevorsteht. Weitere absolute Kaiserschnittindikationen sind eine akute Infektion der Fruchthöhle, der Plazenta, der Eihäute und evtl. des ungeborenen Kindes und eine plötzlich auftretende schwere Erkrankung der Mutter sowie der Nabelschnurvorfall.

Auf die absoluten Kaiserschnittindikationen entfallen nur etwa zehn Prozent aller Kaiserschnitte.

Unter den **relativen Indikationen** werden alle Gründe zusammengefasst, die einen Kaiserschnitt erforderlich machen können, aber nicht zwingend müssen. Darunter fallen Gegebenheiten wie Beckenendlage, eine Zwillingsgeburt oder wenn die Mutter bereits einen Kaiserschnitt erlebt hat. Relative Indikationen sind außerdem Angst vor der Geburt, panische Angst vor Schmerzen, vor allem nach einer vorangegangenen traumatischen Entbindung, die Sorge vor dem Verlust der eigenen körperlichen Unversehrtheit und die Sorge vor einer Schädigung der Beckenbodenmuskulatur.

Die verschiedenen Kaiserschnittarten

Geplanter und ungeplanter Kaiserschnitt

Man unterscheidet den geplanten Kaiserschnitt vom ungeplanten Kaiserschnitt. Beim geplanten Kaiserschnitt steht bereits während der Schwangerschaft fest, dass die Geburt durch einen Kaiserschnitt erfolgen wird. Beim ungeplanten Kaiserschnitt wird die Schwangerschaft oder die Geburt durch unvorhergesehene Umstände operativ beendet.

Handelt es sich dabei um einen Notfall, der eine sofortige Geburt des Kindes innerhalb weniger Minuten erforderlich macht, nennt man dies Notkaiserschnitt oder Notsectio.

Primärer und sekundärer Kaiserschnitt

Es gibt noch eine weitere Möglichkeit, Kaiserschnitte einzuteilen. Im klinischen Umfeld spricht man zumeist von primären und sekundären Kaiserschnitten. Hier wird unterschieden, ob die Geburt bereits im Gange war, oder nicht. Wurde der Kaiserschnitt vor dem Beginn der Geburt (das bedeutet vor dem Blasensprung oder dem Beginn von Wehen, die den Muttermund eröffnen) durchgeführt, handelt es sich um einen so genannten primären Kaiserschnitt.

Die meisten geplanten Kaiserschnitte sind primär. Haben die Wehen bereits eingesetzt, dann fällt dieser Kaiserschnitt, selbst wenn er schon länger geplant war, unter den Begriff sekundärer Kaiserschnitt.

Der „Wunschkaiserschnitt"

Ein „Wunschkaiserschnitt" ist definiert als ein Kaiserschnitt ohne medizinischen Grund, weil die Mutter den vaginalen Geburtsweg vermeiden oder die Geburt aus organisatorischen Gründen zu einem bestimmten Zeitpunkt planen möchte. Falls eine Mutter aus Angst oder Verunsicherung einem Kaiserschnitt zustimmt oder in einer schwierigen Phase der vaginalen Geburt um einen Kaiserschnitt bittet, handelt es sich nicht um einen Wunschkaiserschnitt. In diesem Falle hat lediglich bestärkende Unterstützung gefehlt oder die Mutter hat sich während der Geburt dafür entschieden, diesen Weg nicht mehr weiter gehen zu können.

Wunschkaiserschnittmütter wünschen sich von vornherein einen Kaiserschnitt und können sich in der Regel keine natürliche Geburt vorstellen.

Einige Geburtskliniken lehnen die Durchführung eines Kaiserschnittes ohne medizinischen Grund ab.

Der Notkaiserschnitt

Ein Notkaiserschnitt ist ein seltenes Ereignis. Notkaiserschnitte hinterlassen, neben den körperlichen, fast immer seelische Spuren, denn in dieser dramatischen Situation sind Leben und Gesundheit von Mutter und Kind so akut gefährdet, das eine unverzügliche Geburt innerhalb der nächsten Minuten stattfinden soll.

Die gesetzliche Vorgabe, die jede Klinik einzuhalten hat, liegt bei einer so genannten Entscheidungs-Entbindungs-Zeit (E-E-Zeit) von maximal 20 Minuten. Die E-E-Zeit beinhaltet die Zeit von der Entscheidung zum Notkaiserschnitt bis zur Geburt des Kindes. Um diese Zeit einzuhalten, gibt es in den Kliniken einen Alarmknopf und einen trainierten Ablauf, damit alle für die Operation erforderlichen Handgriffe schnellstmöglich erfolgen und die beteiligten Fachleute hinzugerufen werden können. In vielen Kliniken liegt die E-E-Zeit sogar nur zwischen fünf und zehn Minuten.

Bei einem Notkaiserschnitt wird der Mutter in der Regel nur kurz erklärt, was gleich passiert. Sie bekommt immer eine Vollnarkose, weil direkt mit der Operation begonnen werden muss. Die Desinfektion der Hände des Operateurs oder des Operationsgebietes erfolgt notfallmäßig ohne die normal übliche Einwirkzeit und der Anästhesist beginnt mit seiner Arbeit ohne Anamnese oder Aufklärung der Mutter.

Nach einem Notkaiserschnitt sollte ein Nachgespräch durch den Arzt und möglichst durch eine psychologisch geschulte Fachkraft erfolgen, denn dieser Eingriff ist meistens erschütternd und im Nachhinein erklärungsbedürftig.

Der „sanfte" Kaiserschnitt

Die nach ihren Entwicklern benannte Misgav-Ladach-Methode ist seit vielen Jahren als „sanfter" Kaiserschnitt bekannt und verbreitet. Dabei wird lediglich die äußere Hautschicht mit dem Skalpell durchtrennt, während die darunterliegenden Schichten überwiegend auseinandergedehnt und gerissen werden. Dies soll den Blutverlust geringer halten und die Heilungszeit verkürzen.

Fast alle Kaiserschnitte werden heute, wenn medizinisch möglich, nach dieser Methode durchgeführt. Dabei ist die Bezeichnung „sanft" irreführend, denn bei jedem Kaiserschnitt müssen immer alle Gewebsschichten im Bauchraum eröffnet werden und die eigentliche Geburt des Kindes bleibt gleich.

Die Kaisergeburt

Eine sogenannte „Kaisergeburt" ist zunächst einmal ein ganz normaler Kaiserschnitt mit allen üblichen Vor- und Nachteilen und Operationsrisiken, die bei jedem normalen Kaiserschnitt für Mutter und Kind bestehen. Bei einer Kaisergeburt wird wie immer ein Sichtschutz gespannt, der den Eltern den Blick auf das Operationsfeld und die Öffnung des Bauchraumes verwehrt. Nachdem der Arzt die Gebärmutter eröffnet hat, geht er mit seiner Hand in die Gebärmutter ein, fasst den Kopf des Babys und entwickelt ihn unter hebelnden und ziehenden Bewegungen. Sobald das geschafft ist, wird das Tuch abgesenkt und der Arzt hält kurz inne, damit sich das Baby an die neue Situation gewöhnen kann. Bei der weiteren Geburt können die Eltern zusehen und die Mutter wird zum Mitpressen eingeladen.

Nach der Geburt wird das Baby auf die Brust der Mutter, meist in ein zuvor angezogenes Bondingtuch, gelegt. Der Vater kann, wenn er das möchte, mit einer sterilen Schere die Nabelschnur durchtrennen. Danach wird der Sichtschutz wieder installiert. Während die Eltern ihr Baby kennenlernen, wird der Bauch der Mutter durch die Ärzte schichtweise, wie bei jedem anderen Kaiserschnitt, durch Nähte verschlossen.

Nur wenige Kliniken bieten eine Kaisergeburt, viele aber einen bindungs- und babyfreundlichen Kaiserschnitt an. Die genaue Erklärung zum allgemeinen Ablauf eines Kaiserschnittes und die Besonderheiten eines bindungsfreundlichen Kaiserschnittes finden sich im Kapitel ab Seite 145.

Die Arten der Schnittführung

Ist von der Schnittführung bei einem Kaiserschnitt die Rede, meinen Geburtshelfer normalerweise die Schnittrichtung, in der die Gebärmutter eröffnet wurde. Man unterscheidet dabei den horizontalen (waagerechten) Querschnitt, den so genannten T-Schnitt, und eine vertikale (senkrechte) Schnittführung, den Längsschnitt.

Die erste Operationstechnik ist am weitesten verbreitet. Dabei wird die Gebärmutter oberhalb des Schambeins waagerecht eröffnet. Beim T-Schnitt wird die Gebärmutter ebenfalls zunächst waagerecht eröffnet. Kommt es, insbesondere bei Frühgeborenen, zu Schwierigkeiten bei der Entwicklung des Kindes, wird der Schnitt in Form eines umgekehrtes T nach oben erweitert. Diese Schnittführung sollte stets im Operationsbericht vermerkt werden und wird von manchen Ärzten als Kontraindikation für eine natürliche Geburt beim nächsten Kind angesehen. Der vertikale Schnitt oder uterine Längsschnitt wurde früher häufiger angewendet und kommt heutzutage nur in extrem seltenen Einzelfällen zum Einsatz. Ein Längsschnitt muss immer im Operationsbericht vermerkt sein. Wurde die Gebärmutter beim Kaiserschnitt tatsächlich längs in Richtung Fundus – das ist der obere Teil, das „Dach" der Gebärmutter – eröffnet, ist das Risiko für einen Gebärmutterriss während einer nächsten Schwangerschaft und Geburt deutlich erhöht. Weder Richtung noch Beschaffenheit der Hautnarbe sind zuverlässige Indikatoren für die Schnittführung an der Gebärmutter oder den Zustand der Narbe.

Das Wichtigste in Kürze

Beim Kaiserschnitt unterscheiden wir zwischen absoluten und relativen Indikationen, also zwingenden und weniger zwingenden Gründen für einen Kaiserschnitt. Darüber hinaus werden Kaiserschnitte nach ihrer Art in geplante und ungeplante Eingriffe unterteilt. Eine ebenfalls gebräuchliche Unterscheidung ist, ob die Geburt bereits begonnen hat (sekundärer Kaiserschnitt) oder der Eingriff vor dem Geburtsbeginn stattgefunden hat (primärer Kaiserschnitt).

Individuelle Kaiserschnittgründe verstehen

Die meisten Mütter kennen den Grund, warum bei ihnen ein Kaiserschnitt erfolgte. Vor allem, wenn sich dieser Geburtsmodus bereits während der Schwangerschaft abzeichnete, wurden die Eltern fast immer in die Entscheidungsfindung einbezogen.

Manchmal lohnt es sich, die genannten oder in der Patientenakte hinterlegten Gründe zu hinterfragen oder es bleibt unklar, warum und wie genau es zum Kaiserschnitt gekommen ist. Zum Glück ist es oft möglich, dies auch später noch nachzuvollziehen. Dazu gibt es mehrere Wege.

Das Gespräch suchen

Es besteht die Möglichkeit, die beteiligten Geburtshelfer um ein Gespräch zu bitten. Sie können dir (mithilfe der Aufzeichnungen aus der Krankenakte) erklären, wie die Geburt ablief. Es lohnt sich, wenn du in einem solchen Gespräch genau nach medizinischen Eingriffen (siehe Kapitel „Interventionen und ihre Auswirkungen" ab S. 40) fragst und dir die Gründe dafür erklären lässt. Sei mutig, bei Unklarheiten nochmals nachzufragen.

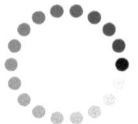

Diese Informationen sind für die spätere Planung deiner nächsten Geburt von großem Wert, denn einige Eingriffe können so unter Umständen vermieden werden.

Tipp

Versuche bitte, wenn irgend möglich, zu diesem Gespräch eine Begleitperson mitzunehmen und deine Fragen vorher zu notieren. Es kann leicht sein, dass du sonst vor Aufregung vergisst, was du fragen wolltest oder dir die Antworten nicht merken kannst. Deine Begleitperson kann während des Gesprächs Notizen anfertigen.

Folgende Fragen können dir im Gespräch helfen:

- *Welche Eingriffe in den Geburtsverlauf haben stattgefunden?*

- *Welchen medizinischen Grund („Indikation") gab es für die erlebten Eingriffe?*

- *Gab es medizinische Eingriffe in den Verlauf der Geburt, die weitere medizinische Eingriffe nach sich gezogen haben (sog. „Interventionskaskaden")?*

- *Hätten Handlungsalternativen bestanden und wenn ja, welche?*

- *Welche positiven Aspekte gab es bei dieser Geburt und was davon kann ich mir für weitere Geburten bewahren?*

- *Wie ließe sich, im Fall eines Kaiserschnittes oder einer traumatischen Geburt, beim nächsten Mal eine andere/bessere Geburtserfahrung gestalten?*

Die Krankenakte anfordern

Du kannst die Geburtsklinik bitten, dir die Krankenakte bzw. den Operationsbericht oder das Geburtsjournal / Geburtsprotokoll / Partogramm (Aufzeichnungen aus dem Kreißsaal) zur Verfügung zu stellen. Ansprechpartner ist normalerweise das Sekretariat der Geburtshilfe der Klinik, in der du geboren hast. Meistens werden die Krankenakten inzwischen elektronisch übermittelt. Die Kliniken erheben dafür meistens eine Aufwandsentschädigung. Frage am besten vorher nach, wie hoch die Kosten sind.

Viele Aufzeichnungen in den Akten sind von Hand angefertigt, voller Abkürzungen und für Laien oft schwer lesbar. Ich empfehle dir daher, diese Aufzeichnungen gemeinsam mit einer Hebamme oder einem Arzt anzuschauen. Auch hier ist es sinnvoll, oben genannte Fragen zu stellen und besonderes Augenmerk auf die Interventionen zu legen.

Doch was sind eigentlich Interventionen?

Interventionen und ihre Auswirkungen

Unter einer Intervention versteht man einen Eingriff in den Ablauf der Geburt. Da auch Stress bei der Mutter eine Veränderung im Geburtsablauf auslösen kann, fassen manche Geburtshelfer den Begriff Intervention sehr weit und verstehen darunter bereits die Anwesenheit einer der Mutter unbekannten Person im Geburtsraum oder einen Ortswechsel, wie zum Beispiel die Fahrt in die Klinik.

Weitere Interventionen können sein:

- *das Legen einer Venenverweilkanüle,*
- *Geburtseinleitungsversuche,*
- *die Gabe von Wehenmitteln, Wehenhemmern und/oder Schmerzmitteln,*
- *häufige vaginale Untersuchungen,*
- *eine PDA,*
- *ein Dammschnitt,*
- *operative Geburtsbeendigungen,*
- *die Eröffnung der Fruchtblase und vieles mehr.*

Alle Interventionen können sowohl nützliche als auch schädliche Auswirkungen auf den Geburtsverlauf haben. Deshalb sollten sie nur nach guter Aufklärung und genauer Abwägung zwischen den möglichen günstigen und ungünstigen Folgen für den weiteren Verlauf der Geburt stattfinden. Manchmal ist ein zunächst harmlos erscheinender kleiner Eingriff der Beginn einer so genannten Interventionskaskade.

Die Interventionskaskade

Eine Interventionskaskade bedeutet, dass ein Eingriff in den Ablauf der Geburt weitere Eingriffe nach sich zieht. Ein Beispiel: Bei einer Schwangeren ist der errechnete Geburtstermin um einige Tage überschritten. Deshalb erhält sie ein Medikament zur Anregung der Wehentätigkeit. Das Medikament wirkt und die Wehen beginnen. Nach einiger Zeit sind sie derart häufig und stark, dass die Mutter mit den Wehen nicht mehr zurechtkommt. Sie bittet um eine PDA. Dadurch werden die Wehen wieder schwächer und seltener. Zur erneuten Anregung der Wehentätigkeit bekommt die Mutter einen Wehentropf. Unter diesem Wehentropf verschlechtern sich die Herztöne des Babys. Um die Geburt nun zu beschleunigen, wird die Fruchtblase eröffnet. Durch den dadurch entstehenden erneuten Stress für das Baby verschlechtern sich abermals die Herztöne. Nicht selten steht ein Kaiserschnitt am Ende einer derartigen Abfolge.

Das Wichtigste in Kürze

Bei Unklarheiten zum Ablauf der Geburt oder zu den Gründen eines Kaiserschnitts kannst du das Gespräch mit den Geburtshelfern suchen und die Unterlagen zur Geburt in der Klinik anfordern. Es ist wichtig, dass du dabei nach Interventionen (Eingriffen in den Ablauf der Geburt) fragst, um so möglichen Interventionskaskaden als Ursache für deinen Kaiserschnitt auf die Spur zu kommen.

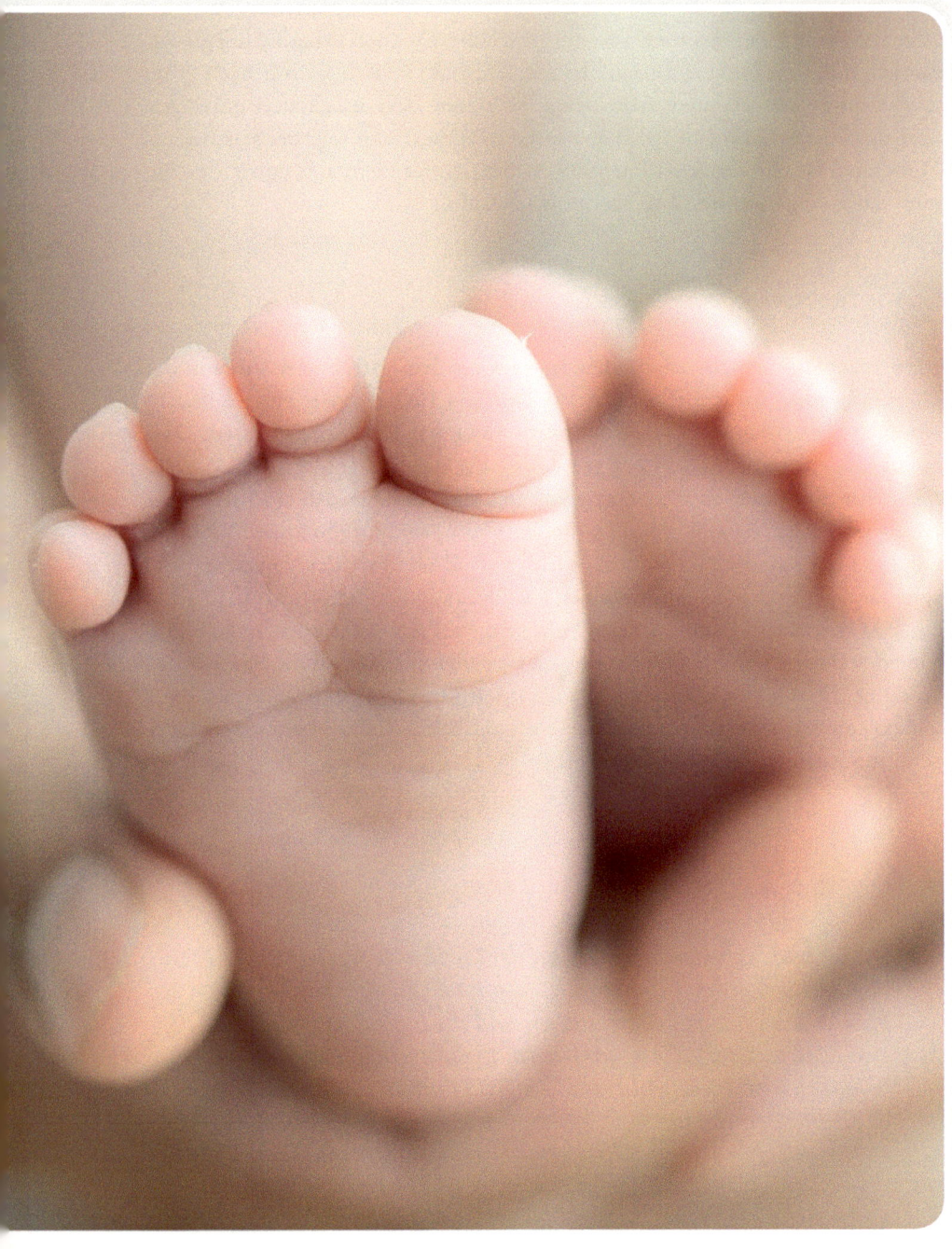

DIE VERARBEITUNG
DEINER GEBURT

Manche Mütter kommen sehr gut mit ihrem Kaiserschnitt zurecht, viele erleben ihren Kaiserschnitt jedoch als traumatisch. Bei geplanten Schnittentbindungen ist eine Traumatisierung seltener der Fall, als wenn die Entscheidung zum Kaiserschnitt während der Geburt erfolgte oder es gar zu einem Notkaiserschnitt kam.

Es kann also sein, dass du mit deinem Kaiserschnitt ganz im Reinen bist. Dann kannst du dieses Kapitel getrost überspringen.

Solltest du mit deinem Kaiserschnitt hadern und deine Gedanken kreisen dauernd um die vorangegangene Geburt, ist es nun an der Zeit, dich etwas eingehender damit auseinanderzusetzen.

Wie hast du deinen Kaiserschnitt erlebt?

Wie sind die Ärzte und Hebammen vor, während und nach dem Eingriff mit dir umgegangen?

Wurde die Entscheidung zum Kaiserschnitt gemeinsam mit dir und deinem Partner gefällt oder fühltest du dich überrumpelt und wurdest in die Entscheidung nicht miteinbezogen?

Wie wurdest du auf deinem Weg begleitet? Wurde auf Augenhöhe mit dir kommuniziert oder fühltest du dich grob behandelt und allein gelassen?

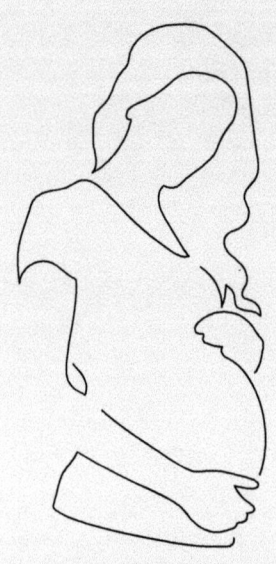

Wie stellst du dir deine nächste Geburt vor und
welche Informationen benötigst du dafür?

Welche Erfahrungen hast du bisher bei Krankenhausaufenthalten oder Arztbesuchen gemacht?

Wie bist du bisher mit belastenden Situationen umgegangen? Mit welchen Personen kannst oder konntest du darüber sprechen?

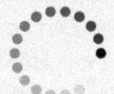

All dies und viele weitere Aspekte können beeinflussen, wie du den Kaiserschnitt wahrgenommen hast.

Gefühle und Selbsthilfe nach der Geburt

Manche Mütter erleben die Geburt ihres Kindes als körperlich und seelisch belastend. Hast Du eine traumatische Geburt erlebt, kann es sein, dass du nach einer solchen Erfahrung nicht mehr die gleiche Frau bist, die du einmal warst. Womöglich fühlst du dich erstarrt oder wie in einer irrealen Welt. Es kann sogar sein, dass du seither unter körperlichen Symptomen wie Panikattacken, Schlafstörungen oder Herzrasen leidest.

Es kann aber auch sein, dass es dir seelisch gut geht, obwohl die Geburt deines Kindes in medizinischer Hinsicht schwierig war oder du Komplikationen erlebt hast. Wichtig ist: Allein deine Gefühle und Wahrnehmungen sind entscheidend. Deine Gefühle sind richtig und dürfen ihren Platz haben. Wie Außenstehende die Geburt erlebten, ist dafür nicht wichtig.

Wenn es dir nach der Geburt körperlich und/oder seelisch sehr schlecht geht, kannst du dir vielleicht noch gar nicht vorstellen, dass du deine Erlebnisse rund um die Geburt jemals verarbeiten kannst. Doch das ist möglich: In kleinen Schritten und mit viel Zeit. Selbst wenn dich die Erinnerungen an die Geburt schon über längere Zeit belasten oder in deinem Alltag beeinträchtigen, kannst du jederzeit mit der Verarbeitung deiner Erlebnisse beginnen.

Zunächst zeige ich dir einige erprobte Möglichkeiten der Selbsthilfe, die nicht nur mir, sondern auch vielen anderen Müttern in dieser Situation geholfen haben. Nicht immer ist eine Traumatherapie notwendig. Im Gegenteil: Viele Geburtserlebnisse heilen mit der Zeit von selbst oder mit Hilfe einfacher unterstützender Maßnahmen. Diese sind:

- *Gespräche und Austausch mit anderen Müttern und/oder mit den Geburtshelfern,*
- *das Schreiben eines Geburtsberichtes,*
- *das Nachholen der ersten Zeit mit dem Baby mit Hilfe des Bondingbades oder anderer Möglichkeiten des Re-Bondings,*
- *das Stillen und die Nähe zum Baby,*
- *die Beschäftigung mit der Kaiserschnittnarbe und*
- *sich bemuttern lassen.*

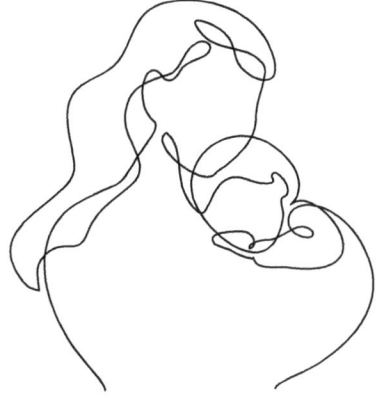

Über die Geburt sprechen

Viele Mütter überlegen nach einem Kaiserschnitt:

Darf ich sagen, dass mich die Erinnerungen an die Geburt meines Babys belasten? Darf ich um die natürliche Geburt trauern, wenn ich doch ein gesundes Kind in den Armen halte?

Viele Mütter trauen sich nicht, über schwierige Geburtserlebnisse zu sprechen. Sie haben Angst, nicht ernst genommen zu werden.

Vielleicht hat bereits in der Klinik jemand zu dir gesagt:

„Hauptsache, dein Kind ist gesund!"

Oder:

„Stell' dich nicht so an! Das gehört dazu."

Diese Aussagen treffen Mütter mit schwierigen Geburtserfahrungen mitten ins Herz. Sie bedeuten, dass es keine Rolle spielt, wie du die Geburt erlebt hast und dass dein seelisches und körperliches Befinden unwichtig ist.

Das stimmt einfach nicht. Es ist nicht egal, wie du geboren hast. Es ist nicht egal, ob du bei der Geburt verletzt oder übergangen wurdest. Deshalb sprich mit dem Partner, mit der Familie oder mit Freundinnen über die Geburt, wenn du das Bedürfnis danach hast.

Vielleicht erfährst du auf diese Weise, wie andere Mütter ihren Kaiserschnitt bewältigt haben oder welche Hilfsangebote du in deiner Umgebung nutzen kannst. An vielen Orten gibt es inzwischen Selbsthilfegruppen für Kaiserschnittmütter und das Internet hält virtuelle Angebote wie Facebook-Gruppen und Online-Foren bereit. Hier empfehle ich dir jedoch, erst einmal still mitzulesen und dann zu entscheiden, ob du dich dort öffnen möchtest. In manchen Gruppen herrscht nämlich ein ziemlich rauer Ton. Das bekommst du in der Regel schnell mit.

Es kann auch sein, dass du nicht über das Erlebte sprechen möchtest. Sei versichert: Jede Art der Reaktion auf eine solche Erfahrung ist richtig. Auch ein Trauma ist grundsätzlich eine normale Reaktion von Körper und Seele auf ein unnormales Ereignis.

Einen Geburtsbericht schreiben

Wichtige Erinnerungen und vor allem Details der Geburt, die sonst später in Vergessenheit geraten, sind in einem Geburtsbericht gut aufgehoben. Hiermit ist nicht der im Krankenhaus angefertigte Bericht in der Krankenakte gemeint, sondern ein eigener. Sich einmal alles von der Seele zu schreiben, kann sehr heilsam sein.

Wenn die Geburt nicht wie erhofft verlaufen ist, kann dieser Bericht für dich besonders wichtig sein. Kein Geburtsprotokoll, kein OP-Bericht und schon lange kein CTG-Streifen können deine Gefühle und persönlichen Erinnerungen ersetzen.

 Neben den sachlichen Abläufen kann es wichtig sein, folgende Punkte in den Bericht aufzunehmen:

Wie hatte ich mir die Geburt vorgestellt?

Wie habe ich die Geburt tatsächlich empfunden?

Was war gut, was war schlecht?

Gab es Grenzüberschreitungen?
Wenn ja, durch welche Personen?

Habe ich Ähnliches schon einmal an anderer Stelle erlebt?

 Was hat mir bei dieser Geburt gefehlt?

Was möchte ich beim nächsten Mal anders machen?

Was möchte ich beim nächsten Mal wieder so machen,
weil es gut war und/oder mich gestärkt hat?

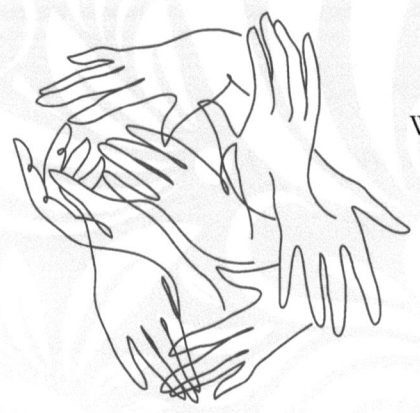

Wer hat mich bei der Geburt gut unterstützt?

Wer war eher nicht so hilfreich?

Was habe ich aus dieser Geburt gelernt?

Was an dieser Geburt hat mich stärker gemacht?

Was ist, wenn dir noch Teile fehlen? Manchmal sind die Erinnerungen lückenhaft und du konntest nicht alles sortieren. Diese Lücken kannst du füllen, indem du deinen Partner oder deine Hebamme(n) befragst und/oder dir die Unterlagen zur Geburt aus der Klinik übersenden lässt.

Es kann sein, dass du während des Schreibens tiefe Trauer verspürst oder weinst. Das ist Teil der Heilung. Bitte zwinge dich nicht, in solchen Momenten weiterzuschreiben. Nimm wahr, was da ist, und spüre, was dir jetzt guttut.

Das Babyheilbad nach Brigitte Meissner

Manchen Müttern und Babys hilft das so genannte Babyheilbad nach Brigitte Meissner. Einige Kliniken bieten das Babyheilbad oder Bondingbad im Wochenbett an. Es ist auch möglich, dieses Heilbad zu Hause und längere Zeit, sogar Jahre nach der Geburt, durchzuführen. Allerdings ist das Vorgehen dann anders.

Ist dein Baby noch klein, wird es zunächst gebadet. Währenddessen legst du dich mit nacktem Oberkörper ins Bett. Eine Begleitperson legt dir dann dein nacktes oder nur mit einer Windel bekleidetes Baby auf deinen Oberkörper. Danach werdet ihr beide warm zugedeckt und kuschelt oder dein Baby dockt an und stillt. Auf diese Weise ist es möglich, mit deinem Baby das Ankommen nach der Geburt noch einmal zu erleben oder symbolisch nachzuholen.

Es kann sein, dass bei euch beiden die Tränen fließen. Ideal ist es, wenn zumindest am Anfang eine Begleitperson zugegen ist, die dir das Baby reicht und euch die erste Zeit begleitet. Eine ausführliche Anleitung zum Heilbad kennen die meisten Hebammen und man kann sie im Buch von Brigitte Meissner „Emotionale Narben aus Schwangerschaft und Geburt auflösen" nachlesen.

Heilung durch Stillen und Nähe zum Baby

Manche Mütter erfahren es als heilsam, wenn sie ihr Baby nach einer schwierigen Geburt stillen und mit ihm die intensive Nähe genießen können. Je nachdem, wie die Gefühle einer Mutter dazu sind, ist es wichtig, diesen Raum zu schaffen oder sich als Mutter zu nehmen. Vor allem helfende Hände im Wochenbett dürfen sich darauf konzentrieren, die Mutter von der Hausarbeit zu entlasten. Weniger hilfreich ist es, sich als Begleitperson ums Baby zu kümmern, denn gerade nach einem Kaiserschnitt braucht es intensive Bondingerfahrungen.

Es ist jedoch möglich, dass eine Mutter nach einer traumatischen Geburt nicht die Kraft findet, ihr Baby liebevoll zu umsorgen oder sogar ablehnende Gefühle gegenüber ihrem Baby hat. Manche Mütter beschreiben, im Inneren wie taub zu sein und einfach nur zu funktionieren. Auch das kann vorkommen und daran ist nichts falsch. Warum ist das so? Wir wissen es leider nicht, denn jeder Mensch reagiert auf eine traumatische Erfahrung anders. In diesem Fall ist Unterstützung mit dem Baby angebracht.

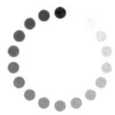 Sollte eine Mutter die oben genannten Gefühle innerer Taubheit über längere Zeit empfinden und nur noch wie ein Automat funktionieren, ist das ein starkes Signal, sich Hilfe von Fachleuten zu holen.

Die Kaiserschnittnarbe

Eine weitere Möglichkeit, um den Kaiserschnitt zu verarbeiten, ist die Beschäftigung mit der Kaiserschnittnarbe. Für manche Mütter sind direkte Berührungen kein Problem, andere möchten sich ihrer Narbe sehr behutsam und langsam oder zunächst auch gar nicht annähern.

Ein erster Schritt kann sein, deine Narbe erst einmal zu betrachten. Später kannst du die Umgebung der Narbe vorsichtig berühren. Dies sollte jedoch nur so weit gehen, wie du es selbst noch als angenehm empfindest. In einem weiteren Schritt ist es eventuell möglich, die Narbe direkt zu berühren oder zu massieren. Alles, was sich an Gefühlen zeigt, kannst du zulassen, ohne es zu bewerten, zu analysieren oder weiter zu denken. Tränen sind dabei nicht selten. Was sich zeigt, ist da, und das ist in Ordnung. Das kann erst einmal „Nichts" sein. Gar nicht so selten kommen verdrängte Emotionen erst an die Oberfläche, wenn du dich deiner Narbe häufiger zugewendet hast. Selbst wenn dies schmerzhaft ist, so ist es doch ein Teil deiner Heilung.

Viele Mütter, die sich mit ihrer Kaiserschnittnarbe beschäftigt haben, erleben ihre Narbe im weiteren Lauf ihres Lebens als Teil ihrer Geschichte und empfinden sie als ihrem Körper zugehörig. Vielleicht geht es dir auch bald so?

Die Mutter (und den Vater) bemuttern

Eine traumatische Geburt zu verarbeiten, kostet Kraft. Es ist wichtig, dass du in dieser Zeit Ruhe, familiäre Geborgenheit und vor allem Schlaf bekommst. Dies fördert die natürlichen Möglichkeiten der seelischen und körperlichen Heilung, zu der viele von uns normalerweise in der Lage sind. Jede Mutter (und jeder Vater), die ein Kind zur Welt gebracht haben, brauchen in der ersten Zeit einen Ruhe- und Schutzraum, um die Erfahrung der Geburt zu verarbeiten und als Familie anzukommen – auch, wenn sie nicht traumatisch gewesen ist.

Kam es bei der Geburt zu Komplikationen oder du hast im Kreißsaal viele medizinische Eingriffe erlebt, gilt das umso mehr. Deshalb lohnt es sich, wenn du bereits vor der Geburt entsprechende Strukturen schaffst oder – wenn dies nicht geschehen ist – Verwandte und Freunde um Unterstützung bittest und dich nicht scheust, existierende professionelle Angebote zu nutzen.

Weitere Hilfe nach einer traumatischen Geburt

Wann benötigst du weitergehende Hilfe?

Gelingt es dir nicht, die Erlebnisse rund um die Geburt in Worte zu fassen? Ist das Erlebte zu schlimm gewesen oder die Erinnerung zu schmerzhaft? Besonders, wenn du seit der zurückliegenden Geburt unter Schlafstörungen oder unter so genannten Flashbacks – wiederkehrende Bilder von der Geburt, die z.B. durch Gerüche, Geräusche oder den Anblick von Orten oder Personen im Alltag ausgelöst werden – leidest oder wenn du dich in deinem Alltag beeinträchtigt fühlt, kann es sein, dass du professionelle Hilfe brauchst.

Das hat nichts mit Wehleidigkeit oder mangelnder Stärke zu tun, sondern es ist genau das Richtige, was du für dich und deine Familie tun kannst. Allerdings gibt es nicht den einen therapeutischen Weg, der für alle passt. Vielmehr solltest du dich für eine achtsame Begleitung entscheiden und auf deine innere Stimme hören.

Bei der Verarbeitung von schwierigen oder belastenden Geburtserfahrungen haben sich verschiedene Methoden als hilfreich erwiesen. Wenn du dich auf die Suche nach einer Therapie begibst, ist es wichtig zu wissen, in welcher Richtung du dir eine Begleitung vorstellen kannst. Zumeist spricht dich eine Methode besonders an oder manche Vorgehensweisen erscheinen dir besonders gut passend.

Außer den hier vorgestellten Methoden gibt es noch viele weitere Möglichkeiten zur Bearbeitung von Traumata.

Kognitive Verhaltenstherapie

Bei der kognitiven Verhaltenstherapie sollen Denk- und Verhaltensmuster verändert werden, die durch das Trauma entstanden sind. Es werden Methoden der Umstrukturierung und der Trauma-Konfrontation eingesetzt.

Eye Movement Desensitization and Reprocessing nach Francine Shapiro (EMDR)

EMDR (Eye Movement Desensitization and Reprocessing) ist eine Therapiemethode zur Behandlung von Traumafolgestörungen. Übersetzt heißt EMDR: Desensibilisierung und Verarbeitung durch Augenbewegungen. Sie basiert darauf, sich traumatische Ereignisse ins Gedächtnis zu rufen und über bestimmte, durch den Therapeuten angeleitete Augenbewegungen zu entlasten. Dabei können neue, positive Wahrnehmungen entstehen.

Somatic Experiencing (SE) nach Peter Levine

Somatic Experiencing gehört zu den Methoden, in denen vor allem mit körperlichen Wahrnehmungen gearbeitet wird. Dabei werden die körperlichen Reaktionen auf das Trauma aufgegriffen und aufgelöst. Dadurch kann das durch ein Trauma bedingte Gefühl der Erstarrung und Lähmung schrittweise in ein Gefühl der Lebendigkeit gewandelt werden. Beim SE ist es nicht unbedingt notwendig, die traumatische Erfahrung erneut zu durchleben.

Psychodynamisch Imaginative Trauma Therapie nach Luise Reddemann (PITT)

Die PITT gehört zu den tiefenpsychologisch-psychodynamischen Kurzzeitpsychotherapieformen. Sie wird besonders im Rahmen von stationären Therapien eingesetzt. Diese Therapie setzt bei den Ressourcen der Patienten an und nutzt die Fähigkeit zur Distanzierung von Traumata als therapeutisches Werkzeug.

Emotionelle erste Hilfe nach Thomas Harms (EEH)

Die Emotionelle Erste Hilfe (EEH) ist ein Weg, um die liebevolle Eltern-Kind-Bindung während der Schwangerschaft, Geburt und in der Zeit danach zu stärken. Dies geschieht mit Hilfe von Gesprächen, Berührungen und Wahrnehmungsübungen. Damit soll der Kreislauf aus Angst, Anspannung und Verunsicherung durchbrochen werden. Die EEH eignet sich zur Begleitung von Eltern und Babys, die Geburts- und Trennungserfahrungen verarbeiten wollen, aber auch zur Behandlung anderer Belastungen, die die Bindung erschweren. Es ist wichtig, dass du mit der Person, der du dich anvertraust, ein gutes Gefühl hast und dass sie anerkennt, dass Geburtserfahrungen traumatisch sein können.

Weiterführende Internet-Adressen

Adressen zu einzelnen Angeboten findest du unter anderem auf meiner Homepage **geburt-nach-kaiserschnitt.de/netzwerk**, beim Kaiserschnittnetzwerk **kaiserschnitt-netzwerk.de**, bei der deutschsprachigen Gesellschaft für Psychotraumatologie **degpt.de** oder bei der Deutschen Gesellschaft für Psychosomatische Frauenheilkunde und Geburtshilfe DGPFG **dgpfg.de**.

Das Wichtigste in Kürze

Hast du eine schwierige oder gar traumatische Geburt erlebt, ist es wichtig, diese Erfahrung zu verarbeiten. Es ist nicht normal, dass du nach einer Geburt wochenlang traurig bist, leidest oder dich schlecht fühlst. Falls du stark unter der Geburt und ihren Folgen leidest, solltest du dir unverzüglich Hilfe bei einer in Traumatherapie ausgebildeten Fachperson holen.

Meist aber reichen einfache unterstützende Maßnahmen bei der Verarbeitung deiner Geburt: Gespräche und Austausch mit anderen Müttern und/oder mit den Geburtshelfern, das Schreiben eines Geburtsberichtes, das Nachholen der ersten Zeit mit dem Baby mit Hilfe des Re-Bondings, z.B. mit einem Bondingbad, das Stillen und die Nähe zum Baby, die Beschäftigung mit der Kaiserschnittnarbe und sich bemuttern zu lassen.

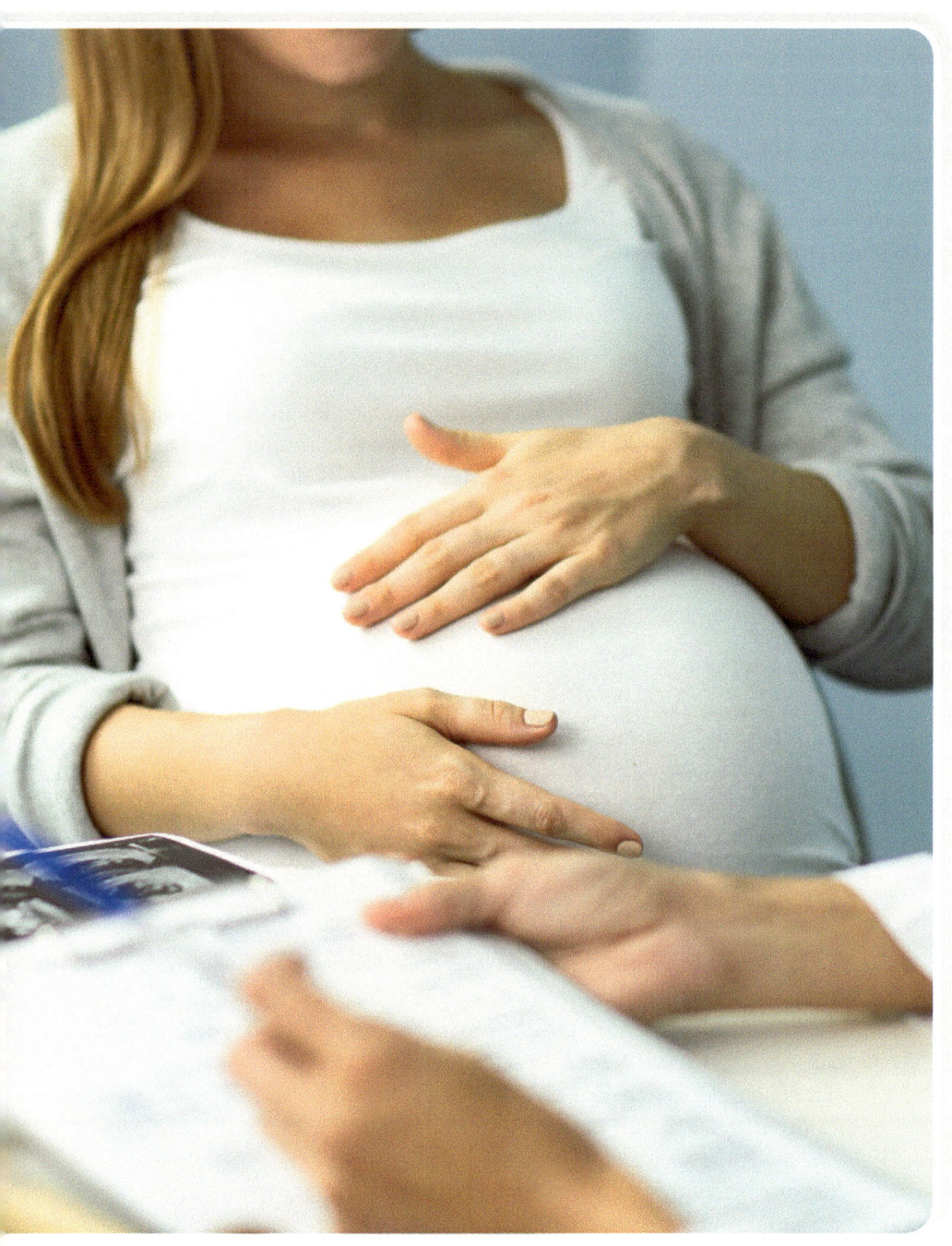

MEDIZINISCHE VORAUSSETZUNGEN BEI DER NATÜRLICHEN GEBURT NACH KAISERSCHNITT

Die Verarbeitung einer schwierigen Geburt ist ein zentraler Schritt in der Vorbereitung auf deine Folgegeburt nach einem Kaiserschnitt. Bist du mit der Geburt im Reinen, kannst du dich unbelasteter auf die nächste Schwangerschaft und Geburt einlassen und bist freier in deinen Entscheidungen.

Der nächste wichtige Schritt ist, die medizinischen Möglichkeiten der nächsten Geburt auszuloten. Und hier möchte ich dir Mut machen: Es ist oft viel mehr möglich, als du denkst.

Die natürliche Geburt nach einem Kaiserschnitt

Die natürliche Geburt nach einem Kaiserschnitt wird VBAC genannt. Diese Abkürzung kommt aus der englischen Sprache und bedeutet: Vaginal Birth After Cesarean = VBAC. Ausgesprochen wird VBAC als „wiebäck". Aus medizinischer Sicht ist in den meisten Fällen eine natürliche Geburt nach einem Kaiserschnitt möglich und sicher. Eine VBAC kommt grundsätzlich in Frage, wenn dein Kind in Schädellage liegt und die Wehen im regulären Geburtszeitraum – 37. bis 42. Schwangerschaftswoche – einsetzen. Dies ist bei den meisten Schwangerschaften der Fall.

Welche Voraussetzungen sind für eine natürliche Geburt günstig?

Es bestehen gute Chancen, deine nächste Geburt auf natürlichem Weg zu erleben, wenn

- *du bereits eine natürliche Geburt erlebt hast,*

- *der Abstand zwischen den Geburten bei mindestens einem Jahr liegt,*

- *die Wehen natürlich beginnen*

- *und demzufolge Einleitungsversuche unterbleiben,*

- *du und dein Baby normalgewichtig seid*

- *und du körperlich fit und gesund bist.*

Solltest du nicht jedes dieser Kriterien erfüllen, lasse dich auf keinen Fall entmutigen. So können auch Mütter, die kräftiger sind, oder Mütter, die ein größeres Kind erwarten, ihre Babys in vielen Fällen auf natürlichem Weg zur Welt bringen.

Die Chance, dass du eine natürliche Geburt erlebst, wenn es bis zum Geburtsbeginn keinen medizinischen Grund für einen erneuten Kaiserschnitt gab, ist übrigens hoch. Je nach Klinik kommen acht von zehn Kindern dann auf natürlichem Weg zur Welt. Nach zwei Kaiserschnitten sehen die Zahlen bei guter Begleitung ähnlich vielversprechend aus.

Entscheidend ist, welche Grundhaltung die von dir gewählte Geburtsklinik zu einer Geburt nach Kaiserschnitt hat.

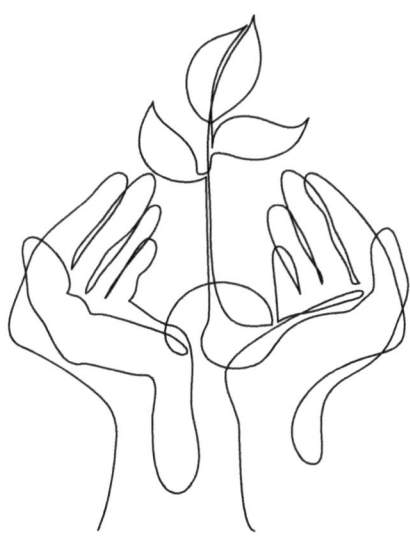

Wann ist vielleicht wieder ein Kaiserschnitt erforderlich?

Es gibt spezielle Umstände, die als so genannte „relative Kontraindikationen" für eine natürliche Geburt bezeichnet werden.

Das bedeutet, falls bei dir einer oder mehrere dieser Umstände vorliegen, kann es sein, dass deine Geburtshelfer zum wiederholten Kaiserschnitt raten. Hier lohnt es sich, falls du das möchtest, eine Zweitmeinung einzuholen.

Viele Mütter, unter anderem diejenigen, deren Erfahrungsberichte auf meinem Blog **geburt-nach-kaiserschnitt.de/blog** veröffentlicht sind, haben trotz dieser speziellen Umstände eine Geburt auf natürlichem Weg erlebt.

Dazu zählen:

- *Schwangerschaftsdiabetes (insulinpflichtig oder diätetisch eingestellt)*

- *ein sehr groß geschätztes Kind > 4,5 kg*

- *Übergewicht der Mutter*

- *Zwillinge*

- *Baby in Beckenendlage*

- *einen oder mehrere Kaiserschnitte in der Vorgeschichte*

Je nach Klinik und Einstellung der Geburtshelfer werden Müttern oft weitere Gründe genannt, die gegen eine natürliche Geburt sprechen könnten. Diese Liste ist also keinesfalls als vollständig zu erachten.

Die genannten Gründe sollten aber hinterfragt werden, denn evidenzbasiert – also auf medizinischen Studienergebnissen beruhend – sind nicht alle von ihnen.

Geburtshelfer bewerten eine Situation manchmal unterschiedlich. Es lohnt sich, mehrere Kliniken zu kontaktieren, denn verschiedene Kliniken haben unterschiedliche Schwerpunkte und Erfahrungen und sind eventuell unter bestimmten Bedingungen bereit, eine natürliche Geburt zu begleiten, die andere Kliniken ablehnen.

Es kann jedoch sein, dass du, falls weiterhin der Wunsch nach einer natürlichen Geburt besteht, dafür längere Wege oder eine umständlichere Organisation in Kauf nehmen musst.

Manchmal kann sich im Gespräch mit den Geburtshelfern die Erkenntnis ergeben, dass der wiederholte Kaiserschnitt für dich der passende Geburtsweg ist. Dieser Kaiserschnitt kann nun von dir in deinem neuen Bewusstsein für die Besonderheiten dieser Geburt ganz anders vorbereitet werden, so dass eine positive, nicht traumatisierende Erfahrung daraus erwachsen kann.

Was spricht gegen eine natürliche Geburt nach einem Kaiserschnitt?

Es gibt Umstände, die gegen eine natürliche Geburt sprechen. In diesem Fall wiegen die möglichen Risiken leider schwerer als die Vorteile einer natürlichen Geburt für dich und dein Baby.

Solche Gründe sind beispielsweise:

- *Der zwingende Grund für den ersten Kaiserschnitt besteht weiterhin, zum Beispiel ein gutartiger Tumor der Gebärmutterwand (Myom), der den Geburtskanal versperrt.*

- *Der Geburtskanal ist durch die Plazenta blockiert (Plazenta praevia).*

- *Es besteht ein erhöhtes Risiko, dass die Wand der Gebärmutter einreißen könnte (Uterusruptur).*

Das ist der Fall, wenn:

- *beim vorherigen Kaiserschnitt (siehe Operationsbericht) die gesamte Gebärmutter in Längsrichtung eröffnet wurde (sehr selten)*

- *bei der Entfernung eines Myoms die Gebärmutterwand vollständig durchtrennt wurde*

- *die Kaiserschnittnarbe bereits während der Spätschwangerschaft oder der Geburtswehen der letzten Schwangerschaft nicht standgehalten hat und es zur (gedeckten oder vollständigen) Ruptur kam.*

Ein Wort zur Ruptur

Als Ruptur wird ein Riss in der Muskulatur der Gebärmutter bezeichnet. Dieser geht fast immer von der alten Kaiserschnittnarbe aus und umfasst auch das Bauchfell. Er kann sich sogar auf die Blase oder die Mutterbänder ausdehnen, mit denen die Gebärmutter an der Beckenwand befestigt ist.

Ist das Gewebe der alten Narbe lediglich sehr dünn oder an einer Stelle ist das Gewebe bereits auseinandergewichen und eine kleine Spalte ist entstanden, spricht man von einer Dehiszenz.

Wenn man die möglichen Risiken einer Geburt nach einem, zwei oder mehr Kaiserschnitten betrachtet, steht bei Müttern und Ärzten häufig die Uterusruptur im Mittelpunkt ihrer Sorgen. Die Ruptur ist aber eine seltene Komplikation einer natürlichen Geburt nach Kaiserschnitt. Die Wahrscheinlichkeit liegt bei einer Mutter mit einem Kaiserschnitt in der Vorgeschichte bei 0,2 bis 0,5 Prozent unter der Voraussetzung, dass sie keine Wehen einleitenden oder Wehen fördernden Medikamente während der Geburt erhält. Das betrifft also zwei bis fünf Frauen auf 1000 Geburten mit einem Kaiserschnitt in der Vorgeschichte.

Bei den Berechnungen zu den Häufigkeiten von Rupturen in Studien wird oft nicht unterschieden, ob es sich um eine so genannte gedeckte Ruptur, eine echte Ruptur oder die weitaus harmlosere Dehiszenz handelt. Im allgemeinen Sprachgebrauch und in den meisten Studien wird leider fast immer der Begriff „Ruptur" verwendet. Und dies, obwohl Dehiszenzen sehr viel häufiger sind als vollständige Rupuren. Während Dehiszenzen manchmal unbemerkt bleiben, häufig nicht bluten und nicht immer einen Kaiserschnitt erforderlich machen, treten vollständige Rupturen sehr selten unbemerkt auf.

Warnsymptome echter Rupturen können sein:

- *starke Schmerzen im Narbenbereich, die nicht durch eine PDA überdeckt werden können,*

- *ein plötzlicher Stopp der Wehentätigkeit,*

- *ein auffälliges Herztonmuster beim Kind,*

- *Unwohlsein,*

- *Übelkeit und Schwächegefühl*

- *oder eine Blutung aus der Scheide bei der Mutter.*

Oft gehen diese Anzeichen mit großer Angst bei der Mutter einher. Besteht der Verdacht auf eine Ruptur, wird fast immer ein eiliger Kaiserschnitt oder direkt ein Notkaiserschnitt erfolgen.

 Raum für Notizen

Woran Ärzte sich halten (sollen) – Leitlinien

Was ist eine Leitlinie?

Leitlinien (engl. guidelines) sind öffentlich einsehbare medizinische Publikationen. Sie helfen Ärzten, Patienten und anderen im Gesundheitswesen tätigen Personen, die bestmögliche Behandlung für den einzelnen Patienten oder, im Falle der Geburtshilfe, von Mutter und Kind zu finden.

Leitlinien entstehen in der Zusammenarbeit von Spezialisten in ihrem Fachgebiet, Wissenschaftlern und weiteren an der Patientenversorgung beteiligten Professionen, sowie Patientenvertretern. Sogenannte S3-Leitlinien spiegeln das aktuell verfügbare medizinische Wissen wider und müssen höchsten wissenschaftlichen Ansprüchen genügen. Dies erfordert eine systematische Recherche, Auswahl und Bewertung wissenschaftlicher Belege („Evidenz"). Außerdem fließen die unterschiedlichen, manchmal auch gegensätzlichen Standpunkte der Mitglieder eines Leitlinienkommitees in die Diskussion ein.

Leitlinien dienen als Entscheidungshilfen. Sie sind rechtlich nicht verbindlich. Jeder Arzt muss sich jedoch in seinen Entscheidungen an den Empfehlungen der jeweils aktuellen Leitlinien orientieren. Gleichwohl ist er angehalten, die in einer Leitlinie vorgeschlagenen Vorgehensweisen oder Therapieempfehlungen zu hinterfragen und individuell anzupassen.

Deutsche und internationale Leitlinien zur Geburt nach einem vorherigen Kaiserschnitt

Die aktuelle Deutsche S3 Leitlinie zum Kaiserschnitt erschien im Jahr 2020. Sie soll nach Aussage der Deutschen Gesellschaft für Gynäkologie und Geburtshilfe (DGGG) „für mehr Klarheit sorgen, wann einer Schwangeren zu einem Kaiserschnitt geraten werden soll und wann nicht."

An der Erstellung dieser Kaiserschnittleitlinie waren neben der DGGG weitere 17 medizinische Fachgesellschaften und Verbände aus Deutschland, Österreich und der Schweiz sowie mehrere Institutionen für Qualitätssicherung beteiligt.

Die Autoren der Leitlinie haben sich mit einer großen Zahl geburtshilflicher Situationen beschäftigt. Sie kommen nach Auswertung der aktuellen Studienlage zu dem Schluss, dass die vaginale Geburt nach einer unkomplizierten Schwangerschaft vorteilhafter für Mütter und Kinder ist als der erneute Kaiserschnitt.

Mütter, die bereits in der Vergangenheit einen Kaiserschnitt hatten, und ihre begleitenden Geburtshelfer werden in der aktuellen Leitlinie wenig konkrete Informationen zur Geburtsbegleitung im Zustand nach einem Kaiserschnitt finden. Die Autoren der Leitlinie schätzen die vaginale Geburt nach einem vorangegangenen Kaiserschnitt aber für die meisten Frauen als sicher ein. Jedoch scheint es nach der aktuellen Studienlage keinen für alle Frauen anwendbaren, optimalen Geburtsmodus nach vorherigem Kaiserschnitt zu geben.

Insgesamt finden sich in der aktuellen Leitlinie „Die Sectio caesarea" folgende fünf hier wörtlich zitierte Empfehlungen zum Zustand nach Kaiserschnitt:

1. *Bei Frauen mit bis zu 4 Kaiserschnittentbindungen sind die Geburtskomplikationen wie Fieber, Blasen- und Organverletzungen nicht mit dem geplanten Geburtsmodus assoziiert.*

2. *Das Geburtsmodus Gespräch bei Frauen mit Z.n. Sectio caesarea soll folgende Faktoren berücksichtigen: mütterliche Präferenz und Abwägung der Vorteile und Risiken der Re-Sectio vs. der vaginalen Geburt*

3. *Allen Frauen mit Z.n. Kaiserschnitt soll eine kontiniuierliche CTG Überwachung des Kindes unter der Geburt und die Möglichkeit empfohlen werden, in einer Einrichtung zu gebären, in der eine Notsektio jederzeit möglich ist.*

4. Bei Geburtseinleitung nach Sectio caesarea sollen Mutter und Kind wegen des erhöhten Risikos von Uterusrupturen kontinuierlich überwacht und eine Notsektiobereitschaft vorgehalten werden.

5. Frauen mit Z.n. Sectio caesarea und einer zurückliegenden vaginalen Geburt sollen darüber informiert werden, dass die Wahrscheinlichkeit einer erneuten vaginalen Geburt höher ist, als wenn keine vaginale Geburt vorausging.

Darüber hinaus erörtert die Langfassung der Leitlinie Risikofaktoren zur Uterusruptur und diskutiert Pro- und Kontra-Argumente für eine Überwachung der Mutter mittels Dauer-CTG. Die Leitlinie kann unter der im Literaturverzeichnis angegebenen Quelle abgerufen werden.

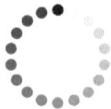

Sehr viel umfassender und detaillierter ist die durch den englischsprachigen Berufsverband „Royal College of Obstetricians and Gynecologists" (RCOG) erstellte Leitlinie. Sie wurde zuletzt im November 2018 aktualisiert und ich beziehe mich in diesem Buch überwiegend auf die dort veröffentlichten Informationen.

Der englische Berufsverband RCOG hat auf seinen Seiten nicht nur die aktuell gültige Leitlinie „Birth after previous caesarean birth", sondern auch umfangreiche und lesenswerte Patienteninformationen, natürlich in englischer Sprache veröffentlicht, die stets aktualisiert werden. Die Leitlinie ist im Literaturverzeichnis verlinkt.

Meine medizinischen Fragen zur nächsten Geburt

Das Arztgespräch zum geplanten Geburtsmodus

Gegen Ende deiner Schwangerschaft wird deine niedergelassene Gynäkologin mit dir über den geplanten Geburtsweg sprechen. Sehr wahrscheinlich steht zusätzlich ein Termin in der Geburtsklinik an, die du ausgewählt hast.

Es ist hilfreich, wenn du gut vorbereitet in diese Gespräche gehst. Denn auch deine innere Haltung kann eine Rolle dabei spielen, welcher Geburtsmodus dir empfohlen wird. So ist es ein Unterschied, ob du in deiner Kommunikation offen und gut informiert bist, dabei aber genau weißt, was du möchtest, oder ob dich dein behandelnder Arzt als unsicher und ängstlich wahrnimmt.

Mache dir bewusst, dass deine Geburtshelfer nur das Beste für dich und dein Baby möchten. Was dieses Beste ist, darüber kann man unterschiedlicher Meinung sein. So prägen Gelerntes, Ängste und vergangene Erlebnisse deiner Geburtshelfer ihre Haltung zur Geburt.

Sei dir sicher: Niemand will dir oder deinem Baby Böses oder euch Schaden zufügen. Versuche, dies in deiner Haltung für das Gespräch zu berücksichtigen.

Tipp

Falls du sehr aufgeregt bist, notiere dir deine Fragen vorab.

Es kann helfen, deinen Partner, eine gute Freundin, deine Hebamme oder deine Doula (siehe Kapitel „Meine organisatorische Vorbereitung: Das Geburtsteam" ab Seite 95) mitzunehmen.

Falls dir Gesprächsinhalte unklar sind, scheue dich nicht, Fragen zu stellen.

Besonders, wenn dir Eingriffe wie ein frühzeitiger wiederholter Kaiserschnitt nahegelegt werden, kannst du folgende Fragen stellen:

- *Was sind die genauen Gründe für dieses Vorgehen?*

- *Welche Alternativen zum Kaiserschnitt gibt es?*

- *Welche Risiken für mich und für das Baby hat dieses Vorgehen?*

- *Welche Risiken entstehen daraus für mich und für meine weiteren Kinder in Folgeschwangerschaften?*

- *Was kann passieren, wenn man nichts tut und einfach abwartet?*

Stelle dir selbst eine ganz entscheidende Frage: Wie ist mein Gefühl zu den mir gemachten Angeboten und den Überzeugungen, die an mich herangetragen werden? Erbitte, wenn möglich, nach dem Gespräch Bedenkzeit.

Lasse dich, falls keine Gefahr im Verzug ist, nicht auf ein Vorgehen festlegen, solange du dich unsicher fühlst. Fest geplante Eingriffe abzusagen ist im Notfall zwar auch eine Möglichkeit, die du wahrnehmen könntest. Aber das ist für manche Menschen eine große Hürde.

Wenn du dich nach dem Gespräch gut fühlst: Wunderbar. Dann kann es nun mit deiner Vorbereitung auf die Geburt weitergehen.

 Meine wichtigsten Fragen für das Arztgespräch

Falls bei dir ein eher ungutes Gefühl zurückbleibt

Es kann sein, dass du das Gespräch als wenig hilfreich empfindest. Dann kannst du dir folgende Fragen stellen:

- *Wie habe ich mich beim Gespräch gefühlt?*

- *War genügend Zeit, meine Fragen zu stellen und meine Vorstellungen deutlich zu machen?*

- *Fand das Gespräch auf Augenhöhe statt?*

- *Fühlte ich mich im Gespräch ernst genommen?*

- *Hatte ich den Eindruck, ich wurde umfassend aufgeklärt mit allen Vor- und Nachteilen des vorgeschlagenen Geburtsweges?*

- *Wurden mir Alternativen genannt oder die Alternativlosigkeit nachvollziehbar beschrieben?*

- *Wurde Druck auf mich ausgeübt?*

- *Wurde für den Fall, dass ich dem vorgeschlagenen Vorgehen nicht folge, als mögliche Folge mein eigener Tod oder der meines Kindes prognostiziert?*

Diese ungünstige Art der „Aufklärung" findet zum Glück selten statt. Falls im Gespräch wider Erwarten überwiegend Risiken aufgezählt werden und du das Gefühl hast, in eine Richtung gedrängt zu werden, bleibe ruhig, frage nach und lasse dir erklären, auf welchen Quellen die Aussagen basieren.

Erbitte, wenn möglich, Bedenkzeit und nutze sie, wenn du das möchtest, um eine Zweitmeinung einzuholen.

Erfahrungsgemäß finden die meisten Geburtsplanungsgespräche wertschätzend und auf Augenhöhe statt. Außer im absolut unaufschiebbaren Notfall wird man dir ausreichend Zeit geben, die getroffenen Absprachen in Ruhe zu überdenken.

Hürden meistern: Was ist, wenn?

Ich hatte beim letzten Kind einen Kaiserschnitt wegen eines zu engen Beckens oder wegen eines unklaren Geburtsstillstandes.

Das Becken einer Mutter ist selten zu eng für die Geburt eines Kindes. Die einzigen Gründe für solche seltenen Ausnahmen sind

- *Unfälle mit Verletzungen des knöchernen Beckens und*

- *die Folgen einer Rachitiserkrankung in der Kindheit, einer Erkrankung, die durch einen Mangel an Vitamin D hervorgerufen wird. Es kommt dabei besonders bei Säuglingen und Kleinkindern zu einer Erweichung und Verformung der Knochen.*

- *Extrem selten ist eine natürliche Geburt wegen stark ausgeprägter Größenunterschiede des Elternpaares nicht möglich, denn dabei kann es sein, dass die Kindsgröße erblich bedingt am größeren Vater orientiert ist, die anatomischen Gegebenheiten bei der Mutter aber eine natürliche Geburt unter diesen Umständen unmöglich machen.*

Ist bei deiner letzten Geburt der Kopf deines Babys nicht ins Becken eingetreten, kann es sein, dass man dir sagte, dein Becken sei für eine natürliche Geburt zu eng.

Dabei liegt die Erklärung häufiger in einer Fehleinstellung des kindlichen Köpfchens. Normalerweise nimmt jedes Baby kurz vor der Geburt instinktiv eine Position ein, die es ihm ermöglicht, mit dem geringsten Durchmesser seines Köpfchens das mütterliche Becken zu passieren.

In einigen Fällen kann sich ein Baby nicht in diese günstige Position begeben. Denkbare Ursachen, die eine Fehleinstellung des kindlichen Köpfchens fördern:

- *das Baby ist noch nicht zur Geburt bereit (Geburtseinleitung),*

- *die Mutter sitzt im Zeitraum vor der
  Geburt viel und bewegt sich wenig,*

- *die Mutter wird während der Wehentätigkeit
  daran gehindert, sich frei zu bewegen oder ist dazu
  gezwungen, auf dem Rücken zu liegen,*

- *das Baby hat seine Hand neben dem Kopf oder unter dem Kinn,*

- *die Mutter ist während der Geburt nicht mehr in der Lage,
  die Harnblase zu entleeren oder denkt nicht daran,*

- *die Mutter hat relativ früh während der
  Geburt eine PDA erhalten.*

- *Auch wenn sich eine Frau beispielsweise durch Klinikroutine
  oder zeitliche Vorgaben unter Druck gesetzt fühlt, kann
  es zu einer Fehleinstellung des Köpfchens kommen.*

Was vielleicht esoterisch klingt, hat eine ganz einfache Erklärung. So kommt es unter Anspannung und Druck zur Ausschüttung von Stresshormonen. Diese bewirken ein Zusammenziehen der Muskulatur, die zum Teil durch das innere Becken verläuft. Dadurch kann das Köpfchen des Babys unter Umständen nicht die günstigste Position für die Geburt einnehmen.

Durch eine solche Fehleinstellung schreitet die Geburt langsamer als gewöhnlich voran, die Wehen sind schmerzhafter und es kann zu einem Geburtsstillstand kommen.

Wer möglichst aufrecht sitzt, gerne spazieren geht und im Alltag seine Wege nach Möglichkeit zu Fuß zurückzulegt, kann im Zeitraum vor der Geburt und während der Wehen einer Fehleinstellung vorbeugen. Außerdem solltest du dich während der Eröffnungsphase der Geburt frei bewegen und eine Position wählen, die dir angenehm ist. Einleitungsversuche, die medizinisch nicht gut begründet sind, sollten nach Möglichkeit unterbleiben. Darüber hinaus kannst du deinen Partner bitten, dich daran zu erinnern, deine Harnblase regelmäßig zu entleeren.

Zeichnet sich während der Geburt eine ungünstige Einstellung des kindlichen Köpfchens ab, können dich Hebammen oder Ärzte zu einer Lageänderung oder bestimmten Bewegungen anleiten.

> ## Tipp
>
> *Eine schöne Möglichkeit ist es, dir und deinem Baby den Weg durch das Becken zu visualisieren. Das bedeutet, du stellst dir mit Hilfe innerer Bilder vor, wie dein Baby das Becken passiert.*
>
> *Dabei kannst du deinem Baby Mut zusprechen, etwa mit dem Satz „Wir schaffen das gemeinsam".*

Lässt sich die Lage des kindlichen Köpfchens während der Geburt nicht mehr beeinflussen, ist ein Kaiserschnitt manchmal der einzige Weg zur Geburt.

Beschäftigen dich nach der Geburt die möglichen Gründe für einen unklaren Geburtsstillstand oder die Diagnose „enges Becken", kann es helfen, den Ablauf der Geburt zu rekonstruieren. Vielleicht kannst du dir dazu einen erfahrenen Geburtshelfer an deine Seite holen. Wichtig ist es, in diesem Gespräch nach möglichen geburtseinleitenden oder -beschleunigenden Interventionen zu fragen. Diese könnten bei der Entstehung des Geburtsstillstandes eine Rolle gespielt haben und unter Umständen bei der nächsten Geburt vermieden werden.

Außerdem ganz wichtig: Jede Geburt und jedes Kind ist anders! Nichts wiederholt sich zwangsläufig.

Ich hatte bereits zwei oder mehr Kaiserschnitte.

Auch nach mehr als zwei Kaiserschnitten unterstützen manche Kliniken Mütter mit dem Wunsch nach einer natürlichen Geburt. Deshalb ist es wichtig, dass du dich rechtzeitig informierst, welche Klinik entsprechende

Erfahrungen hat und dich unterstützen würde. Hast du vor oder zwischen den Kaiserschnitten bereits eine natürliche Geburt erlebt, stehen die Chancen auf eine weitere natürliche Geburt noch besser.

Mein Kind liegt in Beckenendlage.

Auch nach einem Kaiserschnitt ist normalerweise eine natürliche Geburt aus Beckenendlage möglich. Zumeist haben Kliniken, die in der Lage sind, diese Geburten zu begleiten, bestimmte Voraussetzungen festgelegt, die erfüllt sein müssen. Am besten stellst du dich rechtzeitig in einer dieser Kliniken zu einem Vorgespräch vor. So kannst du deine Chancen für eine natürliche Geburt ausloten und gegebenenfalls verschiedene Kliniken anschauen.

Ein Wendeversuch, um dein Baby aus der Beckenendlage in die so genannte Schädellage zu bringen, ist in vielen Fällen möglich und erfolgversprechend. Kliniken, die Geburten aus Beckenendlage anbieten, bieten zumeist auch einen Wendeversuch an. Dabei sollte in jedem Fall behutsam vorgegangen werden, um die Kaiserschnittnarbe zu schonen.

Die Geburtsklinik meiner Wahl „erlaubt" mir die natürliche Geburt nicht.

Zunächst einmal brauchst du dir die „Erlaubnis" für eine Geburt nicht einzuholen. Wichtig ist vielmehr, dass dich die Geburtshelfer ergebnissoffen über alle zu erwartenden Vor- und Nachteile und alle möglichen Wege zur Geburt aufklären. Die Aufklärung sollte wertschätzend und objektiv erfolgen. Ideal ist, wenn am Ende eine gemeinsame Entscheidung über den Geburtsweg steht.

Bei Unsicherheit hilft dir vielleicht die Frage weiter, wie ernst die Ärzte dieser Klinik deine Wünsche und Bedürfnisse genommen haben. Fällt deine Antwort darauf unbefriedigend aus, ist die Suche nach einer anderen Klinik ein möglicher Weg. In verschiedenen Kliniken werden ähnliche medizinische Sachverhalte unterschiedlich beurteilt und womit die Ärzte einer Klinik keine oder wenig Erfahrung haben, kann das Spezialgebiet einer anderen Klinik sein.

Das Wichtigste in Kürze

Aus medizinischer Sicht ist den meisten Fällen eine natürliche Geburt möglich und sicher.

Dabei hat die interventionslose natürliche Geburt die niedrigsten Komplikationsraten.

Es gibt einige wenige Gründe, die auf jeden Fall einen wiederholten Kaiserschnitt erforderlich machen. Es sind weit weniger Gründe, als meist angenommen und oft auch kommuniziert werden.

Bei etwas spezielleren Konstellationen kann es wertvoll sein, sich die Meinung mehrerer Ärztinnen und Kliniken anzuhören.

 Raum für Notizen

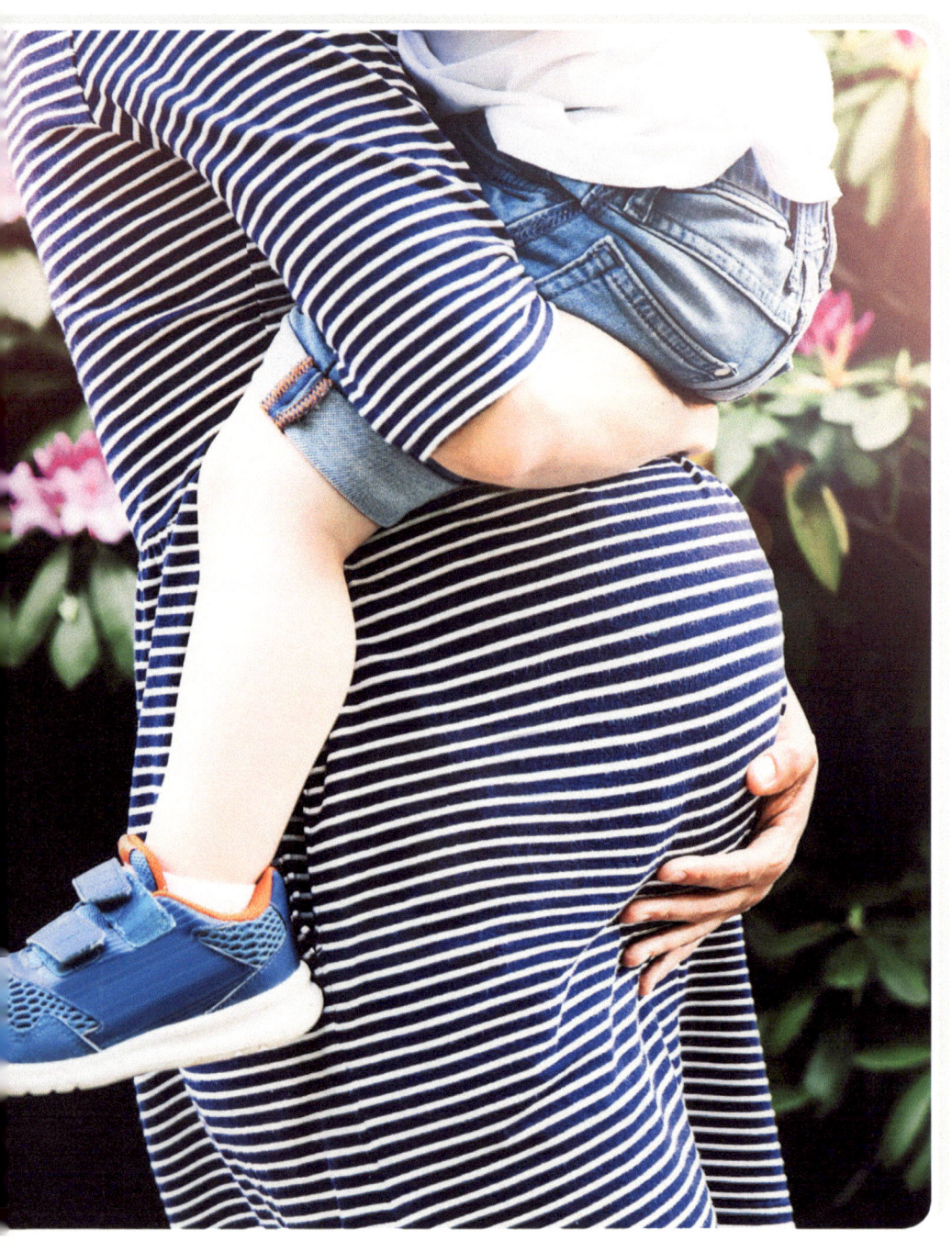

DIE SCHWANGERSCHAFT
NACH EINEM KAISERSCHNITT

Eine Schwangerschaft nach einem Kaiserschnitt wird oft mit dem Label „Risikoschwangerschaft" versehen. Dabei verlaufen die meisten Folgeschwangerschaften nach einem Kaiserschnitt normal. Ein paar Besonderheiten gibt es dennoch.

Durch das Wachstum des Bauches in der Folgeschwangerschaft kommt es zu einer langsamen Dehnung der Gewebsschichten untereinander, wodurch das miteinander verklebte Narbengewebe unter Umständen ziehen und zwicken kann. Vielleicht hilft es dir, deine äußere Narbe zu massieren. Das geht mit speziellen Narbengels oder -salben aus der Apotheke beziehungsweise einem Öl, zum Beispiel Mandelöl.

Dass die Narbe an der Gebärmutter bereits während einer Schwangerschaft auseinanderweicht und es deshalb zu Komplikationen kommt, ist selten. Dennoch können deine Wahrnehmungen verunsichernd sein oder Komplikationen befürchten lassen. Sollten die Beschwerden im Bereich deiner Narbe sehr stark sein, es meldet sich ein unsicheres Gefühl oder Angst, stelle dich bitte bei deiner Frauenärztin vor.

Die Begleitung einer Schwangerschaft nach Kaiserschnitt

Grundsätzlich sind in Deutschland drei Modelle der Begleitung einer Schwangerschaft möglich. Du kannst dich entweder ausschließlich fachärztlich, ausschließlich durch deine Hebamme oder durch Hebamme und Facharzt im Wechsel begleiten lassen. Wünschst du dir die Begleitung deiner Schwangerschaft durch eine Hebamme, tust du gut daran, dich direkt nach der Feststellung der Schwangerschaft um eine solche zu bemühen, da mittlerweile ein starker Hebammenmangel herrscht.

Die Hebamme führt die ganz normalen Vorsorgeuntersuchungen, aber in der Regel keine Ultraschalluntersuchungen durch. Diese können nach Absprache ergänzend von einer niedergelassenen Fachärztin für Gynäkologie und Geburtshilfe übernommen werden. In diesem Fall ist eine gute Kommunikation zwischen begleitender Hebamme und deinem niedergelassenen Gynäkologen unabdingbar.

Um optimale Rahmenbedingungen für deine nächste Geburt zu schaffen, ist ein Netzwerk von positiv unterstützenden Personen wichtig. Dies können Menschen aus dem Freundes- und Bekanntenkreis oder professionelle Ansprechpartner sein. Falls du dich durch dein Umfeld, durch Ärzte, Hebammen oder andere Personen immer wieder verunsichert fühlst, könntest du darüber nachdenken, die eine oder andere Person zu meiden.

Spezielle Untersuchungen in einer Schwangerschaft nach Kaiserschnitt

Fragst du dich, ob in der Folgeschwangerschaft nach einem Kaiserschnitt spezielle Untersuchungen nötig sind oder ob es möglich ist, den Erfolg einer natürlichen Geburt bereits während der Schwangerschaft vorherzusagen? Dies ist leider nicht möglich. Keine Untersuchung kann sicher bestimmen, ob eine natürliche Geburt gelingt oder nicht. Viel wichtiger ist, dass du dich während Schwangerschaft und Geburt durch Menschen begleiten lässt, die fachlich kompetent und bestärkend sind.

Es gibt eine Reihe von Untersuchungen, die manchmal empfohlen werden und deren Nutzen nicht sicher belegt ist. Im Gegenteil: Manche Untersuchungen können mehr zu deiner Verunsicherung beitragen, als dass sie dir helfen, gute Entscheidungen zu treffen. Dazu zählen:

- *die Narbenmessung mittels Ultraschall,*

- *die Vermessung des mütterlichen Beckens mittels Röntgen oder MRT,*

- *eine Schätzung des kindlichen Gewichtes im letzten Drittel der Schwangerschaft mittels Ultraschall.*

Narbenmessung mittels Ultraschall

In vielen Kliniken und bei niedergelassenen Gynäkologen ist die Messung der Dicke der Gebärmutterwand im unteren Bereich – dort, wo sich auch die Kaiserschnittnarbe befindet – inzwischen verbreitet, um das Risiko für eine Ruptur abzuschätzen. Dabei gilt ein Wert von mehr als zwei Millimetern noch als ausreichend. Für die Anwendung der Narbenmessung in der Praxis konnte bisher jedoch kein einheitlicher Standard entwickelt werden, in verschiedenen Studien weichen die Normalwerte voneinander ab und der Nutzen der Untersuchung ist wissenschaftlich nicht hinreichend belegt. Außerdem liefert die Messung der Narbendicke als alleinige Methode nicht genügend Erkenntnisse, um das Standhalten der Narbe bei einer natürlichen Geburt sicher vorherzusagen.

Vermessung des mütterlichen Beckens

Abgesehen davon, dass während der Schwangerschaft sowieso keine nicht dringlichen Röntgenuntersuchungen erfolgen sollten und ein MRT des Beckens, das genauere Messungen erlaubt, zumeist von den Krankenkassen nicht übernommen wird, haben diese Untersuchungen nur begrenzte Aussagekraft. Die Kopfform deines Kindes passt sich während der Geburt nämlich an dein Becken an. Das Becken weitet sich bereits während der Schwangerschaft. Dabei sorgen die Schwangerschaftshormone für eine Lockerung der Synostosen (Knochenspalten) und Bänder, welche die einzelnen Beckenknochen zusammenhalten. Durch eine Änderung deiner Körperhaltung variieren die geburtshilflich bedeutsamen Abstände deines Beckens beträchtlich. So unterscheiden sich deine Beckenmaße, wenn du auf dem Rücken liegst – wie beim Röntgen oder einer MRT-Untersuchung – von jenen, die im Vierfüßlerstand oder in einer aufrechten Position gemessen werden würden. Das erklärt, warum ein Teil der Frauen, deren Becken laut Untersuchungen zu eng geschätzt wurde, trotzdem unkomplizierte Geburten erlebten.

Die Schätzung des kindlichen Geburtsgewichtes mittels Ultraschall

Gewichtsschätzungen deines Kindes im letzten Drittel der Schwangerschaft mit Hilfe einer Ultraschalluntersuchung sind mit einer großen Ungenauigkeit behaftet und haben deshalb nur geringe Vorhersagekraft für die Entscheidung zu einer VBAC oder einem Kaiserschnitt. Die Schätzungen können bis zu 15 Prozent vom tatsächlichen Gewicht des Kindes abweichen. Das bedeutet, ein Kind, das bei seiner Geburt drei Kilogramm wiegt, kann mit einem Gewicht zwischen 2550 Gramm und 3450 Gramm geschätzt werden. Das sind sicher keine verunsichernden Ergebnisse, anders sieht es aber bei einem höherem Schätzgewicht aus. Ein Kind, das bei seiner Geburt vier Kilogramm wiegt, könnte auf bis zu 4600 Gramm geschätzt werden.

Gewichtsschätzungen mittels Ultraschall im letzten Schwangerschaftsdrittel tragen häufig also eher zur Verunsicherung als zur Bestärkung bei. Eine erfahrene Hebamme kann mit Hilfe der so genannten Leopold'schen Handgriffe das Gewicht eines Kindes oft genauer einschätzen.

Wichtige Untersuchungen in einer Schwangerschaft nach einem Kaiserschnitt

Die Feststellung der Lage der Plazenta mittels Ultraschall sollte im letzten Drittel der Schwangerschaft durchgeführt werden. Es ist für deine Geburtshelfer wichtig zu wissen, wo sich die Plazenta im Verhältnis zur Kaiserschnittnarbe befindet und wie tief sie in das Gewebe der Gebärmutter eingedrungen ist. Im Zustand nach einem Kaiserschnitt können sogenannte Einnistungsstörungen der Plazenta etwas häufiger vorkommen. Sie können während eines Kaiserschnitts oder einer natürlichen Geburt zu schweren mütterlichen Blutungen führen. Wird dies rechtzeitig festgestellt, können sich die Ärzte darauf vorbereiten.

Das Wichtigste in Kürze

Die meisten Schwangerschaften nach einem Kaiserschnitt verlaufen unkompliziert. Es gib keine medizinischen Untersuchungen, die den Erfolg deiner VBAC sicher vorhersagen können. Sinnvoll ist es, die Lage der Plazenta im Bezug zur Kaiserschnittnarbe zu Beginn des letzten Schwangerschaftsdrittels mittels Ultraschall kontrollieren zu lassen.

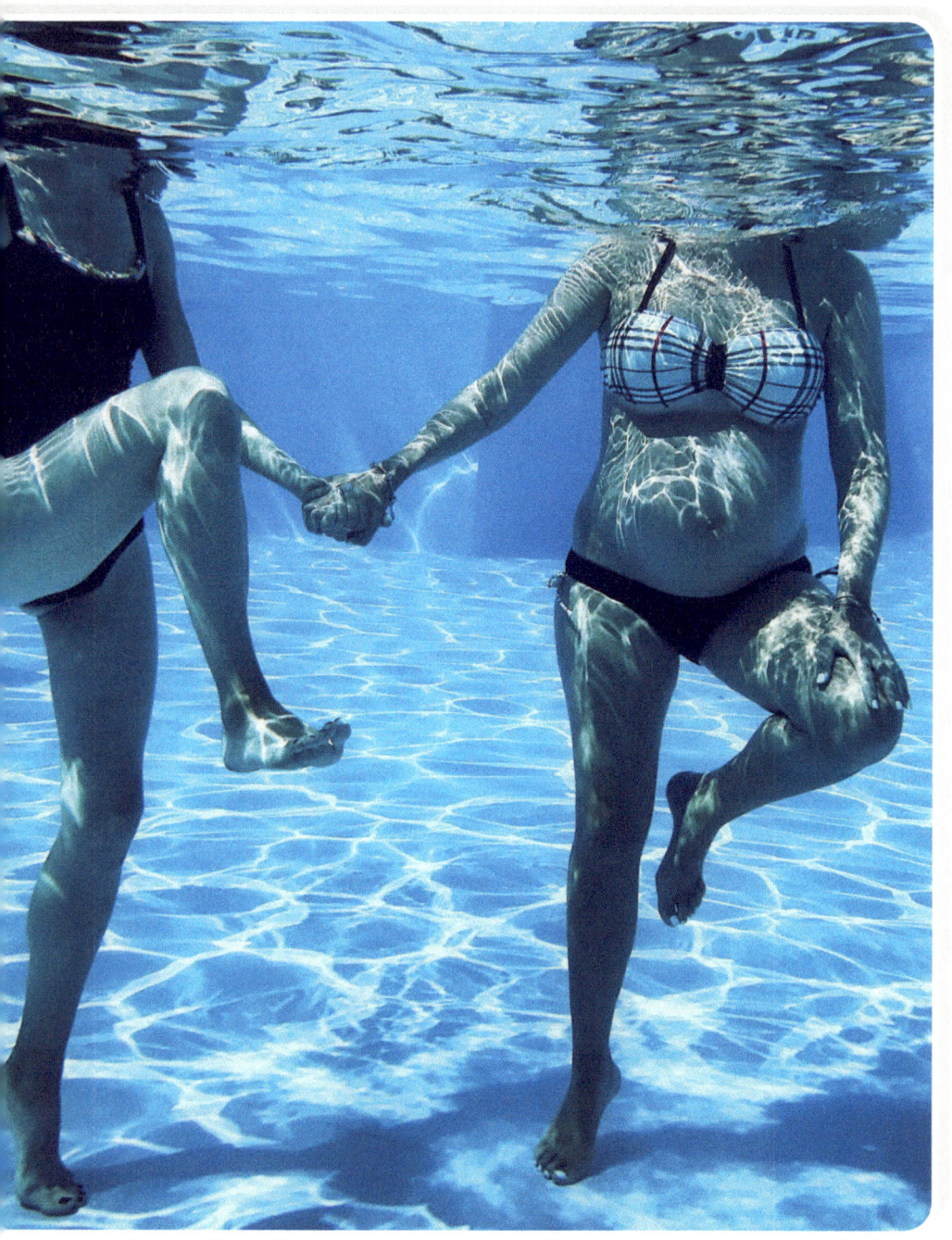

WIE KANN ICH MICH OPTIMAL AUF MEINE VBAC VORBEREITEN?

Die Basis für eine gute Geburt sind Sicherheit, Vertrauen, Geborgenheit, Ruhe und viel Zeit. Eigentlich könnte deine Frage deshalb lauten: Wie kann ich mir während der Schwangerschaft ein Umfeld schaffen, in dem die Voraussetzungen für eine Geburt optimal sind? Dazu zählen die organisatorische, die körperliche und die mentale Vorbereitung.

Mit der organisatorischen Vorbereitung schaffst du die äußeren Rahmenbedingungen, damit du persönlich mit deiner einzigartigen Geschichte, deinen Vorlieben und Eigenschaften eine sichere Geburt in einem geschützten Umfeld mit Menschen, denen du vertraust, erlebst.

In der körperlichen Vorbereitung schaffst du gute körperliche Voraussetzungen für deine nächste Geburt. Du achtest beispielsweise auf deine Ernährung und sorgst dafür, dass sich dein Körper im bestmöglichen Zustand befindet, um die Geburt meistern zu können.

Deine Psyche spielt während der Geburt eine wichtige, wenn nicht sogar die wichtigste Rolle. Mit der mentalen Geburtsvorbereitung stimmst du dich ganz konkret auf die Geburt ein. Du gewinnst innere Stärke und Zuversicht und lässt deine Zweifel los.

Meine organisatorische Vorbereitung: Der Geburtsort

Welches Umfeld ist günstig für eine Geburt nach einem Kaiserschnitt?

Jede Geburtsumgebung, in der du das Gefühl hast, sicher und ungestört zu sein, ist richtig für die Geburt. Nur dort kannst du wirklich loslassen. Doch nicht allein der Ort der Geburt ist entscheidend, sondern vor allem sind es die Menschen, die dich an diesem Ort umgeben. So hilft dir der schönste und flauschigste Kreißsaal nicht, wenn du in der Klinik eine Atmosphäre von Unruhe und Hektik spürst, oder die Hebamme, die dich begleiten soll, durch zu viele Geburten überlastet ist.

Deine VBAC in einer Klinik

Fast alle Kliniken bieten inzwischen eine VBAC an und haben damit Erfahrung. Interessant ist die Frage nach der Rate an Kaiserschnitten, Saugglocken- und Zangengeburten – insgesamt und im Zustand nach Kaiserschnitt – in der jeweiligen Klinik zu stellen. Außerdem empfehle ich dir, die Klinik deiner Wahl bei einem Vorgespräch kennenzulernen.

Bitte vergiss dabei nicht, dass große Geburtskliniken, so genannte Perinatalzentren des Levels 1 und 2, durch viele Risikoschwangerschaften und -geburten, die dort begleitet werden, höhere Kaiserschnittraten haben können als kleine Kliniken, die nur risikoarme Geburten betreuen. Aber auch hier gibt es Unterschiede.

Das bedeutet, eine große Klinik könnte aufgrund ihrer Erfahrung eine gute Adresse für deine Geburt sein, wenn bei dir vielleicht eine spezielle medizinische Vorgeschichte oder Diagnose vorliegt. Eine kleine, gemütliche Klinik hingegen kann hohe Kaiserschnittraten aufweisen, was für ein interventionslastiges Vorgehen oder eine Vorliebe der dortigen Ärzte für Kaiserschnitte spricht.

———————————————

Beim Vorgespräch kannst du dich nach dem genauen Vorgehen bei Zustand nach Kaiserschnitt erkundigen. Du kannst dort folgende Fragen stellen:

- *Wie hoch ist die Erfolgsrate vaginaler Geburten nach Kaiserschnitt in der Klinik?*

- *Wie viele Tage Terminüberschreitung findet die Klinik akzeptabel?*

- *Macht die Klinik einen bestimmten Geburtsfortschritt in einer bestimmten Zeit zur Voraussetzung für eine weitere Begleitung der VBAC?*

- *Gibt es insgesamt viele Vorbedingungen, unter denen die Begleitung stattfindet? In diesem Fall könnte es günstiger sein, dir weitere Kliniken anzusehen.*

Andere wichtige Fragen sind:

- *Welche Ärzte sind in dieser Klinik stets vor Ort?*

- *Wer muss bei Bedarf von außerhalb hinzugezogen werden?*

- *Wie sieht die Besetzung der einzelnen Schichten durch Hebammen aus?*

- *Kann ich eine Beleghebamme mitbringen?*

- *Wie viele Begleitpersonen kann ich mitbringen?*

- *Kann ich eine Doula mitbringen?*

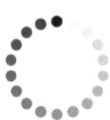

Die Anwesenheit deines Partners/deiner Partnerin im Falle eines notwendigen erneuten Kaiserschnittes ist, außer in Notfällen, inzwischen fast überall Standard.

Interessant wäre noch die Frage nach dem Bonding direkt im OP-Saal, solange keine medizinischen Gründe dagegensprechen (siehe Kapitel „So geht's auch" ab Seite 145 und die Checklisten im Anhang des Buches ab Seite 169).

Deine VBAC im Hebammenkreißsaal

Manche Kliniken haben einen angegliederten Kreißsaal, der ausschließlich von Hebammen geleitet wird. In einem solchen Kreißsaal werden Ärztinnen nur hinzugezogen, falls Komplikationen eintreten. Dann würdest du im Zweifel auch direkt in den normalen Kreißsaal verlegt werden.

Allerdings sind die Regularien in den entsprechenden Kliniken sehr verschieden. Erkundige dich bitte unbedingt, ob eine VBAC in der Klinik deiner Wahl im Hebammenkreißsaal möglich ist.

Deine außerklinische VBAC

Unter einer außerklinischen Geburt versteht man eine Geburt außerhalb eines Krankenhauses. Darunter fallen Geburten im häuslichen Umfeld, im Geburtshaus, geplante oder ungeplante Alleingeburten, ebenso wie Geburten im Auto, im Rettungswagen oder öffentlichen Verkehrsmitteln. Hier geht es aber um geplante Geburten außerhalb einer Klinik.

Auch mit einem Kaiserschnitt in der Vorgeschichte ist es einer Mutter erlaubt, den Ort der Geburt selbst zu wählen. Den jeweils aktuellen rechtlichen Stand kannst du in den Leitlinien unter **AWMF.org** einsehen, weitere Informationen zum Thema außerklinische Geburt findest du unter **quag.de**.

Der Vorteil einer außerklinischen Begleitung besteht darin, dass in diesem Umfeld selten medizinische Eingriffe in den Geburtsverlauf stattfinden und eine kontinuierliche Eins-zu-eins-Begleitung garantiert ist. Außerdem sind Störungen seltener und du kannst eher in deinem persönlichen Rhythmus gebären, ohne unter Zeitdruck zu geraten.

Durch die enge Begleitung, die auch schon während der Schwangerschaft erfolgt, und durch eine Auswahl von Frauen, die wenig bis keine Geburtsrisiken aufweisen, liegen die Erfolgsraten der VBAC im außerklinischen Bereich bei fast 90 Prozent.

Komplikationen, die zu notfallmäßigen Verlegungen führen, treten insgesamt selten auf. Durch den notwendigen Transport setzt jedoch in diesen Fällen die medizinische Hilfe verzögert ein, mit allen denkbaren Konsequenzen für Mutter und Kind.

Falls du dir eine außerklinische Geburt wünschst, wird dich deine begleitende Hebamme genau aufklären. Sie wird mit dir auch einen Plan B erarbeiten und über das Vorgehen bei einer möglichen Verlegung sprechen.

Das Wichtigste in Kürze

Dein Geburtsort bietet den äußeren Rahmen für deine Geburt. Du solltest dich an diesem Ort sicher und geborgen fühlen. Investiere ruhig etwas Zeit und Energie, um einen für dich passenden Geburtsort zu finden. Doch nicht nur der Ort, sondern vor allem die Menschen, die dich begleiten, spielen eine wichtige Rolle. Mache daher den Ort der Geburt vor allem davon abhängig, welche Menschen dich am jeweiligen Ort begleiten und schützen können.

Hast du für dich die Klinik als Ort ausgewählt, solltest du in einem Vorgespräch deine Fragen zur Geburt genau klären. Eine Hilfe kann dir dabei die Liste auf Seite 170 sein. Achte dabei unbedingt auf dein Bauchgefühl und schaue dir nach Möglichkeit mehrere Kliniken an.

Möchtest du außerklinisch gebären, suche dir frühzeitig eine begleitende Hebamme, die deine konstante Ansprechpartnerin ist.

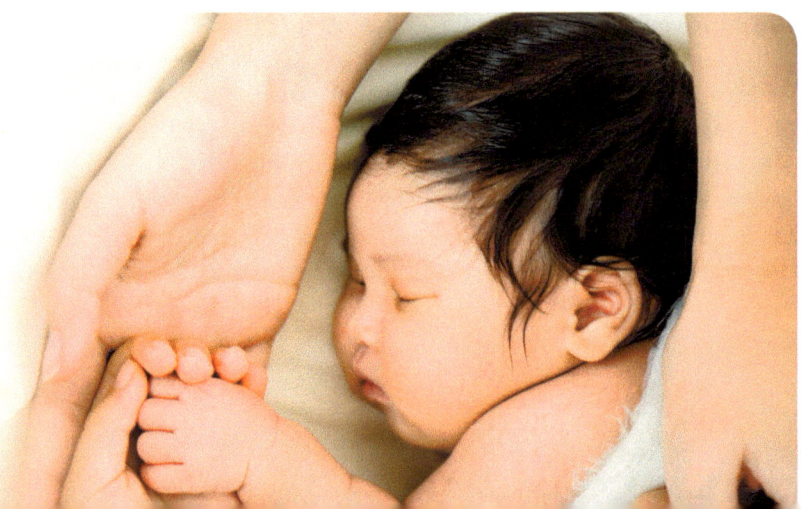

Meine organisatorische Vorbereitung: Das Geburtsteam

Dein Geburtsteam zusammenstellen

Wichtiger als der Ort der Geburt deines Kindes sind die Personen, die dich bei der Geburt begleiten. Vermitteln sie während der Geburt Vertrauen und Zuversicht und schaffen einen Raum, in dem du entspannen und loslassen kannst? Mit den richtigen Menschen an deiner Seite kann eine Geburt in einer Klinik, die zu dir passt, unter Umständen für dich stimmiger sein als eine außerklinische Geburt, die durch eine Hebamme begleitet wird, die nicht zu dir passt.

Egal, welche Menschen dich am Ende bei der Geburt begleiten: Absprachen sind sehr wichtig. Was sind deine Erwartungen? Was wünschst du dir oder was glaubst du, während der Geburt zu brauchen? Vielleicht weißt du im Voraus nicht genau, was deine Bedürfnisse sein werden. Auf der anderen Seite können die wenigsten Menschen das Richtige für dich tun, wenn sie nicht wissen, was dir wichtig ist.

Die Begleitung der Geburt durch eine Hebamme

In Deutschland müssen Ärzte und andere medizinische Fachpersonen zu jeder Geburt eine Hebamme hinzuziehen. Das heißt, bei jeder Klinikgeburt und bei allen geplanten Hausgeburten ist normalerweise eine Hebamme anwesend. Die einzige Ausnahme sind selbst verantwortete Alleingeburten oder wenn bei einer besonders rasanten Geburt die Mutter oder die Hebamme nicht mehr rechtzeitig am Geburtsort eintrifft.

Wenn du zur Geburt eine Klinik aufsuchst, lernst du deine Hebamme erst dort kennen, sofern es sich nicht um eine Beleghebamme handelt. Die meisten Klinikhebammen können sich jedoch schnell auf unterschiedliche Frauen einstellen. Es hilft jedoch dir und ihnen, wenn du zumindest ungefähr eine Idee hast, welche Art von Geburt du dir vorstellst und dies auch mitteilst. Manche Kliniken bieten dazu Geburtsplanungsgespräche an. Anlässlich dieses Gesprächs kannst du deine Geburtswünsche mit einer Hebamme besprechen und deine Fragen stellen.

Idealerweise sind deine wichtigsten Anliegen und Wünsche zur Geburt in deiner Akte vermerkt. Vielleicht möchtest du dort auch einen Geburtsplan hinterlegen? Anregungen dazu findest du im Anhang des Buches ab Seite 183.

So kann sich die Hebamme, die dich während der Geburt betreut, besser auf deine Wünsche einstellen. Ob die Chemie zwischen dir und der Kreißsaalhebamme, die gerade Dienst hat, stimmt, bleibt bei einer Klinikgeburt leider dem Zufall überlassen.

Es kommt vor, dass sich die Gebärende und die Hebamme nicht verstehen. In diesem Fall werden die Menschen, die du zur Geburt mitgebracht hast, besonders wichtig für dich. Versuche dich möglichst auf diese Menschen, deine Geburtsarbeit und dein Kind zu konzentrieren, dich zu entspannen und alles andere auszublenden. Sollte die Stimmung zwischen dir und der Hebamme wirklich schlecht sein und es sind gerade mehrere Hebammen im Dienst, kannst du oder deine Begleitung darum bitten, durch eine Kollegin deiner Hebamme weiter betreut zu werden.

Planst Du vielleicht eine Haus-, Geburtshaus- oder Beleggeburt? In diesem Fall lernst du deine Hebamme bereits während der Schwangerschaft kennen. Damit du dich während der Geburt wirklich gut fallen- und loslassen kannst, ist es wichtig, dass es auch atmosphärisch passt. Dafür gibt es die Möglichkeit des unverbindlichen Kennenlerngesprächs. Nach diesem Gespräch solltest du ein gutes Gefühl mit deiner Hebamme haben und sie mit dir. Ist dies nicht der Fall, können sich beide Seiten jederzeit gegen die Betreuung entscheiden. Achte unbedingt auf dein Bauchgefühl.

Eine gute Hebamme zu finden, ist oft nicht so einfach. Falls du eine außerklinische Geburt planst oder dich gerne während der Schwangerschaft und im Wochenbett durch eine Hebamme begleiten lassen möchtest, solltest du mit der Suche beginnen, sobald du deine Schwangerschaft festgestellt hast. Eine deutschlandweite Liste mit Hebammen findest du unter **hebamme.de**.

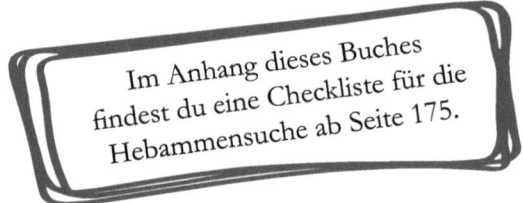

Im Anhang dieses Buches findest du eine Checkliste für die Hebammensuche ab Seite 175.

Die ärztliche Begleitung deiner Geburt

Falls du dich für die Geburt in einer Klinik entscheidest, werden die Ärztinnen, die dort im Dienst sind, zur Geburt hinzugerufen. Du hast in der Regel keinen Einfluss darauf, wer dich ärztlich begleitet, es sei denn, du bist privat versichert, entbindest in einer Belegklinik oder konntest entsprechende Absprachen treffen.

Falls du dich für eine Geburt mit deinem Belegarzt entscheidest, erkundige dich, wie er oder sie die Organisation der Praxis und der teils zeitgleich zu begleitenden Geburten geregelt hat. Wie kann und wird dich dein Belegarzt begleiten? Welche Alternativen hast du, falls die Belegärztin zum Beispiel in den Urlaub geht oder erkrankt ist? Da Belegärzte „nebenbei" noch ihre Praxis führen, stehen sie bei einer vollen Praxis und längeren Geburtsverläufen eventuell unter Druck, die Geburt vorzeitig zu beenden. Manche Belegärzte begleiten aus diesem Grund keine natürlichen Geburten, sondern bieten nur noch Kaiserschnitte an. Erfrage, falls du dich für einen Belegarzt entscheidest, seine Haltung und Einstellung zur Geburt. Sehr wahrscheinlich wirst du dir während der Vorsorgeuntersuchungen bereits einen guten Eindruck verschaffen können.

Dein Partner / Deine Partnerin als Begleitung bei der Geburt

Die meisten Mütter wünschen sich ihren Partner als Begleiter für die nächste Geburt. Ist dies auch der Wunsch deines Partners? Wie ist es ihm oder ihr mit der vorherigen Geburt ergangen? War die zurückliegende Geburt für deinen Partner traumatisch und leidet er oder sie vielleicht noch immer unter den Ereignissen? Falls dein Partner große Angst um dich hat oder dich aus einem anderen Grund nicht begleiten kann oder mag, ist es wichtig, diese Entscheidung zu respektieren. Vielleicht besteht die Möglichkeit, eine andere dir nahestehende Person zu bitten, dich zu begleiten? Käme zum Beispiel deine Mutter, deine Schwester oder eine gute Freundin in Frage?

Vielleicht mag dein Partner nicht die gesamte Zeit bei dir sein und die Möglichkeit einer Ablösung könnte ihn entlasten? Setzt euch unbedingt vor der Geburt zusammen und besprecht, welche Unterstützung du dir von deinem Partner während der Geburt wünschst. Auch dein Partner soll über seine Vorstellungen und Ideen sprechen.

Die Begleitung der Geburt durch eine Doula

Eine weitere Möglichkeit ist, eine Doula, also eine professionelle Geburtsbegleiterin, zu engagieren.

Doulas begleiten Mütter während Schwangerschaft und Geburt und manchmal auch noch im Wochenbett. Sie sind geschult darin, eine geburtsförderliche Umgebung zu schaffen und informieren, stärken und vermitteln Zuversicht und Vertrauen in dich und deinen Körper.

Rund um den errechneten Geburtstermin ist eine Doula Tag und Nacht in Rufbereitschaft und begleitet dich von der ersten Wehe bis zur Geburt deines Babys. In dieser Zeit ist sie für deine Wünsche und Bedürfnisse da, jedoch ohne in medizinische Belange einzugreifen und ohne Dinge kontrollieren zu müssen.

Doulas führen keine medizinischen oder sonstigen Untersuchungen durch und dürfen keine Geburten selbstständig begleiten, denn in Deutschland gilt die gesetzliche Hinzuziehungspflicht einer Hebamme zur Geburt. Eine Doula kannst du am besten durch die Suche im Internet finden. Auch hier ist es sehr wichtig, auf dein Bauchgefühl zu achten.

Das Wichtigste in Kürze

Dein Geburtsteam kann für das Gelingen deiner Geburt sehr wichtig werden. Nimm dir daher für die Zusammenstellung deines Teams ausreichend Zeit und achte auf dein Bauchgefühl.

Frage genau nach und formuliere deine Wünsche und Bedürfnisse so genau wie möglich. Im Anhang des Buches ab Seite 175 findest du eine Liste mit Fragen, die du deiner Hebamme stellen kannst. Vor allem mit deinem Partner kannst du Absprachen treffen und ihn das Partnerkapitel im Buch lesen lassen.

Ziehe unter Umständen die Begleitung durch eine weitere Person, wie beispielsweise eine Doula, in Betracht.

Meine körperliche Geburtsvorbereitung

Ernährung während der Schwangerschaft

Im Grunde reicht während der Schwangerschaft eine normale, abwechslungsreiche und ausgewogene Ernährung. Du brauchst, falls du dich bereits auf diese Weise ernährst, nichts zu verändern. Bist du dir unsicher, ob deine Ernährung ausgewogen genug ist, sprich deinen niedergelassenen Arzt oder deine Hebamme an.

Ein paar grundsätzliche Empfehlungen möchte ich dir hier dennoch geben. Nimm dir davon für dich mit, was passend ist.

Vermeide sogenannte leere Kalorien, also Süßigkeiten und andere Lebensmittel mit kurzkettigen Kohlenhydraten, also Ein- und Zweifachzuckern. Diese Lebensmittel enthalten nämlich wenig oder keine Vitamine und Mineralien. Gerade in der Schwangerschaft und Stillzeit benötigt dein Körper davon aber mehr als gewöhnlich.

Zu den Nahrungsmitteln, die in der Schwangerschaft seltener genossen werden sollten, gehören Fruchtsäfte, Softdrinks, Nudeln (außer Vollkornnudeln), geschälter Reis und Weißmehlprodukte. Sie lassen den Blutzucker nach der Mahlzeit in die Höhe schnellen.

Empfehlenswert sind dagegen Gemüse, Kartoffeln, Nüsse und Milchprodukte, wie Quark und Joghurt (ungesüßt), sowie Obst in Maßen. Diese Lebensmittel enthalten neben Kalorien ausreichend Vitamine und Mineralstoffe. Die darin enthaltenen Mehrfachzucker verhindern außerdem, dass der Blutzuckerspiegel nach einer Mahlzeit zu rasch ansteigt.

Falls du Fleischprodukte isst, kannst du das auch weiterhin in Maßen tun, denn sie versorgen dich mit wichtigen Mineralstoffen. Lediglich bei Innereien solltest du vorsichtig sein. Ebenso geeignet für deine Ernährung sind Fischprodukte.

Als Veganerin ist eine besondere Beratung in der Schwangerschaft empfehlenswert, um Nachteile zu vermeiden und ausreichend Mineralstoffe und Vitamine für dich und dein Kind aufzunehmen.

Die Gewichtszunahme während der Schwangerschaft

Mütter, die mit einem hohen Körpergewicht in die Schwangerschaft starten und während der Schwangerschaft stark zunehmen, überschreiten häufiger den errechneten Geburtstermin und erleben eher verzögerte Geburtsverläufe und Komplikationen bei der Geburt.

Falls du übergewichtig bist, könntest du durch eine Gewichtsabnahme bereits vor einer erneuten Schwangerschaft bessere Voraussetzungen für die Geburt schaffen. Sicherlich ist das sehr viel einfacher gesagt als getan. Eventuell kann dir eine Ernährungsberatung dabei helfen. Auch wenn du wöchentlich mindestens zweimal 60 Minuten Sport treibst oder mit flottem Tempo spazieren gehst, ist das eine gute Möglichkeit, eine zu starke Gewichtszunahme zu verhindern.

Auf diese Weise kannst du unter Umständen sogar einem Schwangerschaftsdiabetes vorbeugen, der wegen eines höheren Gewichts des Kindes häufiger mit Kaiserschnitt einhergeht. So fanden Forscher heraus, dass Frauen mit einem Risiko für Schwangerschaftsdiabetes seltener erkrankten, wenn sie zweimal pro Woche etwa eine Stunde mäßig bis intensiv Sport trieben. Bei drei Sporteinheiten pro Woche konnten die Frauen ihr Risiko zu erkranken um 35 Prozent reduzieren. Auch eine Diät, die eine Verringerung der Gewichtszunahme bewirkte, hatte einen positiven Effekt.

Bewegung während der Schwangerschaft

Wie du gerade gesehen hast, kann die sportliche Betätigung, aber auch einfach ausreichend Bewegung, wie Treppensteigen und Erledigungen zu Fuß, während der Schwangerschaft positive Effekte zeigen.

Was tust du normalerweise gerne? Schwimmen? Yoga? Radfahren? Spazieren gehen? Wandern? Tanzen? Bauchtanz? All das sind Sportarten, die während der Schwangerschaft geeignet sind und die du ruhig weiterführen kannst. Du musst während der Schwangerschaft nicht zu neuen Höchstleistungen auflaufen, doch eine gewisse Fitness ist nicht verkehrt und wird dir helfen durchzuhalten, sollte die Geburt doch etwas länger dauern, als du es dir vorgestellt hast. Solltest du dir bezüglich einer Sportart unsicher sein, ob du sie während der Schwangerschaft ausüben kannst, befrage dazu deine Ärztin oder deine Hebamme.

Den Damm auf die Geburt vorbereiten

Der Bereich zwischen Scheide und After wird als Damm bezeichnet. Während der Geburt deines Babys wirken hier die stärksten Kräfte und es kann zu Einrissen (Dammriss) kommen. Manche Geburtshelfer empfehlen Müttern deshalb, ihren Damm mit einer so genannten Damm-Massage auf die Geburt vorzubereiten.

Falls dir die Idee der Damm-Massage gefällt, könntest du ab der 34. Schwangerschaftswoche etwa drei bis vier Mal pro Woche für etwa fünf bis zehn Minuten Folgendes versuchen. Du führst, in halbsitzender Stellung oder mit einem Bein auf dem Badewannenrand aufgestellt, den Daumen in die Scheide ein. Währenddessen massiert dein Zeigefinger von außen den Damm. Dann fährst du mit kreisenden Bewegungen fort, den Bereich in Richtung Anus und seitlich davon zu massieren und vorsichtig zu dehnen. Später kannst du einen zweiten Finger dazunehmen und mit mehr Druck arbeiten oder den Druck bis zur Schmerzschwelle erhöhen. Halte den Druck eine Weile aus und atme dann ein- oder zweimal in die Spannung, bevor du wieder lockerlässt. Für die Massage eignen sich milde pflanzliche Öle oder ein Gleitgel. Eine Alternative zur Damm-Massage ist der Epi-No, ein aufblasbarer Ballon, der eine ähnliche Wirkung hat.

Beides ist keine Voraussetzung für eine gute Geburt. Mache dir damit keinen Stress und wende diese Methoden nur an, wenn du dich damit wirklich wohlfühlst.

Geburtspositionen während der Schwangerschaft üben

Es ist hilfreich, wenn du einige Geburtspositionen vor der Geburt übst und ausprobierst, wie sie sich mit Bauch anfühlen. Dann kannst du aus diesen Positionen während der Geburt intuitiv wählen, denn manche Positionen, wie die tiefe Hocke, sind etwas anstrengend einzunehmen.

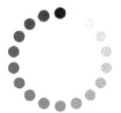 Lass dich am besten von einer erfahrenen Hebamme dazu beraten, welche Position für dich günstig ist und wie du sie üben kannst.

Dem Baby erleichtern, sich für die Geburt günstig einzustellen

Es ist sinnvoll, wenn du zumindest in den letzten Wochen der Schwangerschaft darauf achtest, bestimmte (Sitz)Positionen eher zu meiden und andere Positionen öfter einzunehmen, damit dein Baby sich vor der Geburt in eine günstige Haltung begeben kann.

- *Eine gemütliche Fernsehsitzhaltung, weiche Sitzgelegenheiten, Autositze, Schalensitze oder das Sitzen mit übereinandergeschlagenen Beinen, wobei das Becken nach hinten gekippt ist, sind ungünstig für die Einstellung deines Babys. Versuche möglichst oft eine aufrechte Position einzunehmen.*

- *Günstig ist zum Beispiel das Sitzen auf einem Pezziball, einem Stuhl mit gerader Lehne oder rittlings auf einem Stuhl, wobei Dein Becken aufgerichtet, also weder im Hohlkreuz noch im Rundrücken, sein sollte.*

Falls du noch etwas mehr tun möchtest: Schwangerschaftsyoga ist gut geeignet, um unsere durch das viele Sitzen im Alltag verkürzten Muskeln zu dehnen. Schwangerschaftsyoga wird relativ häufig angeboten und ist eine gute Möglichkeit zur Vorbereitung auf die Geburt.

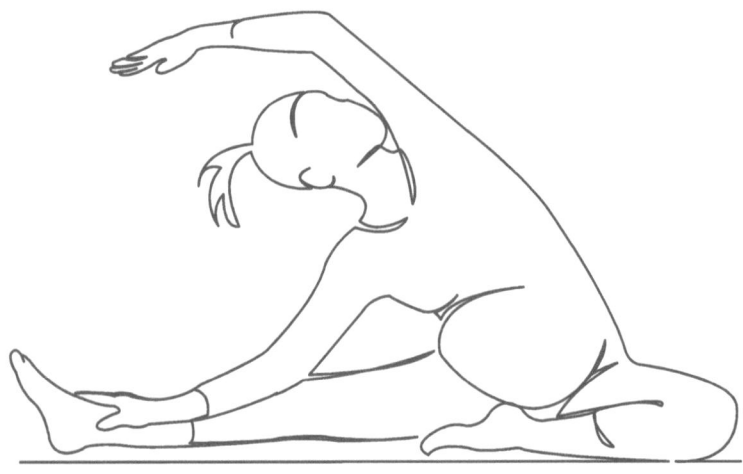

Manche Mütter nutzen auch die Methode „Spinning Babies" zur Geburtsvorbereitung. Sie schafft Balance im Beckenraum und hilft ungünstige Einstellungen des Babys bei der Geburt zu vermeiden. Die Übungen (siehe Link auf S. 217) sind einfach, schaffen ein gutes Körpergefühl und beugen so manchen Schwangerschaftsbeschwerden wie Bänderschmerzen vor.

Das Wichtigste in Kürze

Mit einer gesunden und vollwertigen Ernährung während der Schwangerschaft schaffst du eine gute Basis für die nächste Geburt. Ideal wäre es, wenn du bei Übergewicht bereits vor einer erneuten Schwangerschaft dein Gewicht etwas reduzieren könntest. Außerdem hat Sport neben der allgemeinen Fitness viele weitere positive Effekte.

Falls du deinen Damm auf die Geburt vorbereiten möchtest, empfiehlt sich die Damm-Massage. Sie kann helfen, einem Dammriss oder -schnitt vorzubeugen.

Um deinem Baby den Weg durch dein Becken zu erleichtern, kannst du vor allem gegen Ende der Schwangerschaft darauf achten, möglichst oft eine aufrechte Körperhaltung einzunehmen. Empfehlenswert sind zur Unterstützung zum Beispiel Schwangerschaftsyoga und Spinning Babies.

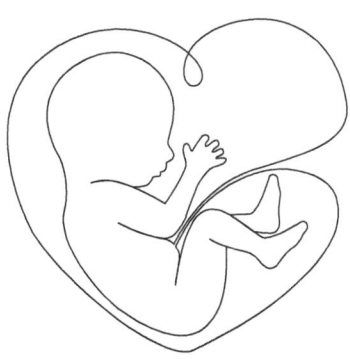

Meine mentale Geburtsvorbereitung

Was ist mentale Geburtsvorbereitung?

In der mentalen Geburtsvorbereitung richtest du deine Aufmerksamkeit auf das, was du persönlich erreichen möchtest. So kannst du eine innere Haltung erschaffen, die du persönlich als hilfreich für eine gute Geburt ansiehst. Dadurch lernst du, dir und deinem Körper zu vertrauen, und erlangst neues Selbstbewusstsein.

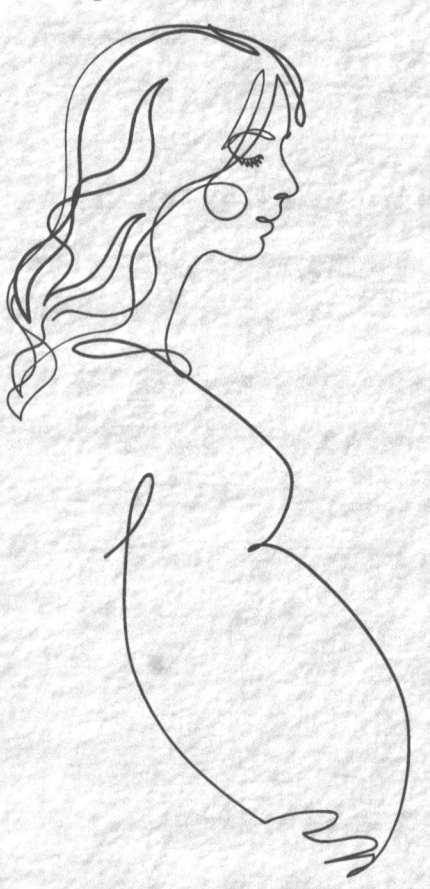

Die mentale Vorbereitung auf deine nächste Geburt hilft dir besonders, wenn du Ängste hast oder dir mit deiner Vorgeschichte oder deinem Partner nicht vorstellen kannst, wie du eine positive Geburt erleben könntest. Mit den Techniken der mentalen Geburtsvorbereitung kannst du dir alles erträumen. Danach lässt du deine Erwartungen los und schaust neugierig, welche Türen sich öffnen und welche Menschen dich unterstützen. Natürlich bietet auch die mentale Vorbereitung keine hundertprozentige Garantie für „die perfekte Geburt". Jedoch kann sie deine Chancen verbessern.

Im Folgenden zeige ich dir Methoden, mit denen du dich mental auf die bevorstehende Geburt vorbereiten kannst.

Meine Gedanken zur Geburt

 Nimm dir deinen Lieblingsstift zur Hand und beantworte die folgenden Fragen:

Wie möchte ich die nächste Geburt erleben?
Was ist mir dabei wichtig?

Gehe hier nicht von aktuellen Gegebenheiten aus, sondern träume groß.

Welche Gedanken habe ich, wenn ich an die nächste Geburt denke?
Schreibe hier alles auf, was du über die Geburt denkst, und lasse diese Liste
immer länger werden.

- ☐ _____

- ☐ _____

- ☐ _____

- ☐ _____

- ☐ _____

Stelle dir einmal vor, deine Wunschgeburt ist nun in Erfüllung gegangen und du hältst dein Baby im Arm.

Beantworte nun folgende Fragen:

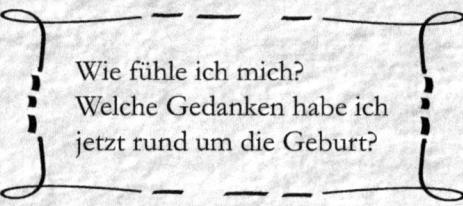

Wie fühle ich mich?
Welche Gedanken habe ich
jetzt rund um die Geburt?

 Notiere dir diese Gedanken und vergleiche sie einmal mit den Gedanken, die du zuvor notiert hast.

_____

_____

_____

_____

_____

_____

_____

_____

Möglicherweise werden sich die Aufzeichnungen deiner Gedanken vor und nach dieser kleinen Übung unterscheiden. Der Sinn dieser Übung ist, dass du dir deiner wirklichen Wünsche und Bedürfnisse rund um die Geburt bewusst wirst. Gar nicht selten ändert sich dadurch auch die innere Einstellung zur Geburt. Vielleicht siehst du nun auch neue Möglichkeiten und Wege, deine Wünsche zu realisieren, die du zuvor nicht bemerkt hast.

Meinen Geburtsfilm drehen

Eine einfache „Übung" ist es, die Geburt so, wie du sie dir wünschst, vor deinem inneren Auge in allen möglichen Details ablaufen zu lassen, wie in einem Film mit Geräuschen und bewegten Bildern. Immer und immer wieder. Drehe den Geburtsfilm deines Lebens. Du bist die Regisseurin.

Meine Lieblingsaffirmationen für die Geburt

Eine weitere schöne Möglichkeit der mentalen Geburtsvorbereitung sind Affirmationen. Dies sind positive bestärkende Sätze, die dich während der Schwangerschaft und der Geburt unterstützen. Solche Sätze können zum Beispiel sein:

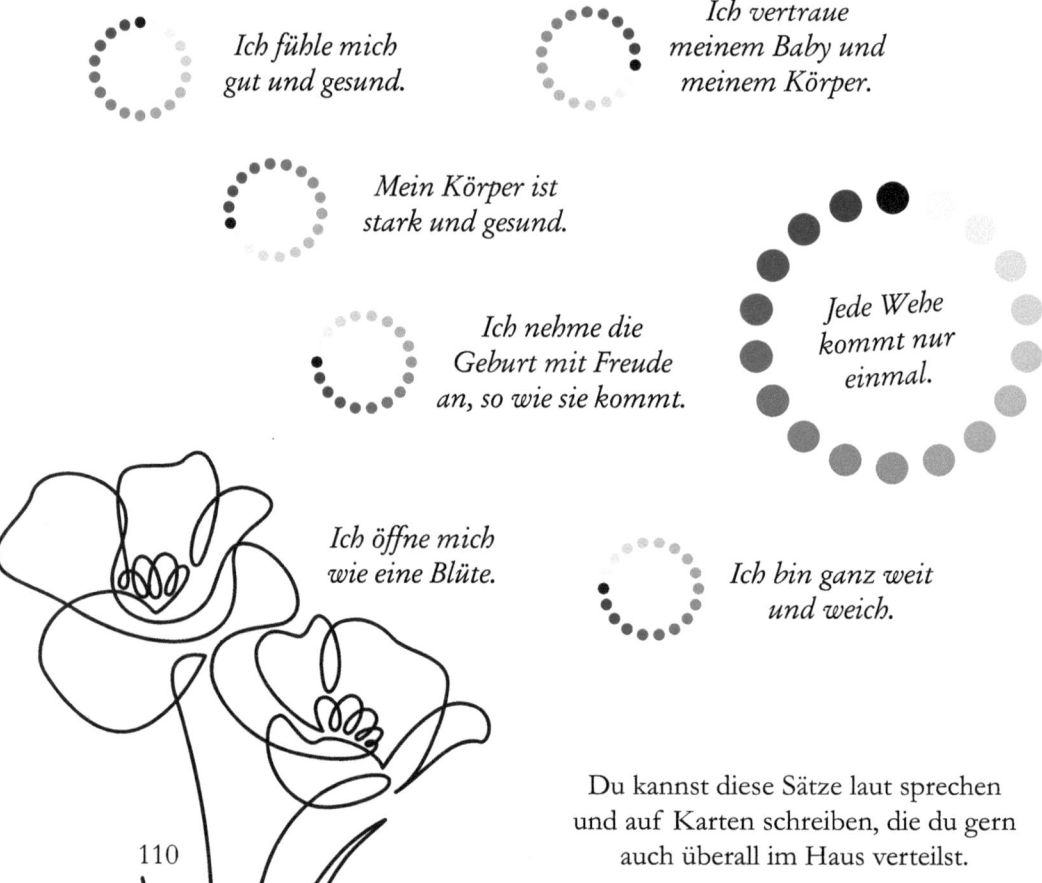

Ich fühle mich gut und gesund.

Ich vertraue meinem Baby und meinem Körper.

Mein Körper ist stark und gesund.

Ich nehme die Geburt mit Freude an, so wie sie kommt.

Jede Wehe kommt nur einmal.

Ich öffne mich wie eine Blüte.

Ich bin ganz weit und weich.

Du kannst diese Sätze laut sprechen und auf Karten schreiben, die du gern auch überall im Haus verteilst.

Tipp

Bleib dran, auch und gerade wenn dein Verstand dir sagt: „Das wird doch eh nichts." Dann schicke deinen Verstand einen Kaffee oder Tee trinken. Mentale Geburtsvorbereitung funktioniert. Aber eben nicht immer mit dem Verstand. Er kann dir im Weg sein.

Und ganz wichtig: Sei offen für alles, was sich zeigt. Lass deine Erwartungen los. Dann kannst du all die Wunder wahrnehmen, die sich am Wegesrand finden und deinen Weg zur nächsten Geburt bereichern.

 Raum für Notizen

Ich habe Angst – Was kann ich tun?

Viele Mütter haben Angst oder mindestens Respekt vor der Geburt ihres Kindes. Das ist ganz normal. Es ist sogar gut, wenn du deine Ängste bereits jetzt erkennst. Falls dich Ängste belasten, die immer wieder hochkommen, dann lasse ihnen ihren Raum. Sie wollen gesehen und gefühlt werden. Sie dürfen zunächst einmal da sein.

Sprich über deine Ängste und nimm sie ernst. Eine Möglichkeit mit deiner Angst umzugehen ist, dich bei der nächsten Geburt in eine aktiv handelnde Position zu bringen und dich damit weitestgehend vor einem erneuten Kontrollverlust zu schützen. Das bedeutet: Szenarien, die dir Angst machen, kannst du Punkt für Punkt beispielsweise mit der Hebamme, der Frauenärztin oder einer anderen Vertrauensperson, die bei der Geburt zugegen sein wird, besprechen.

Anschließend überlegt ihr gemeinsam, was du oder deine Geburtshelfer in der jeweiligen Situation tun könnten. Dabei kann dich dein Geburtsplan – siehe Anhang ab Seite 183 – unterstützen und dir eine gewisse Sicherheit bieten, denn deine Wünsche liegen dann schriftlich vor.

Auch hier gilt: Lasse deine Erwartungen los. Lerne möglichst viele Möglichkeiten und Optionen kennen und beschäftige dich mit ihnen, anstatt dich auf ein bestimmtes Vorgehen festzulegen.

Tipp

Solltest du unter einer Angststörung leiden oder zuvor eine traumatische Geburt erlebt haben, ist eine einfühlsame und traumasensible Begleitung für dich sehr wichtig. Kläre unbedingt in einem Vorgespräch ab, ob die Ärzte und Hebammen in der Klinik deiner Wahl auf deine Vorgeschichte eingehen können und wollen. Nimm im Zweifel lieber einen weiteren Weg zu einer Klinik in Kauf, in der du während der Geburt achtsam begleitet wirst.

Was, wenn mich mein Lebenspartner nicht unterstützt?

Bleibt vor allem im Gespräch. Vielleicht hilft es euch, über folgende Fragen zu sprechen.

- *Wie hat dein Partner die letzte Geburt erlebt?*

- *Gab es große Ängste um dich und euer Baby und bestehen diese Ängste vielleicht in dieser Schwangerschaft wieder?*

- *Ist dein Partner gut informiert über alle Wahrscheinlichkeiten und Möglichkeiten einer Geburt nach Kaiserschnitt? Wenn ja, von wem oder woher stammen diese Informationen?*

- *Hast du deutlich gemacht, wie wichtig es für dich ist, diese Geburt auf natürlichem Weg zu erleben?*

- *Wie sicher bist du dir selbst mit deinem Weg?*

- *Wünschst du dir eventuell Zuspruch oder Bestärkung von außen, weil du dir selbst noch nicht sicher bist, was für dich der richtige Weg ist?*

Falls du zu diesem letzten Satz „Ja" sagen kannst, versuche dir darüber klar zu werden, welchen Weg zur Geburt du wirklich gerne gehen möchtest. Die mentale Geburtsvorbereitung könnte in diesem Fall für dich eine gute Idee sein.

Sollte sich dein Partner weiterhin unsicher oder ablehnend verhalten, frage nach, was er oder sie noch braucht, um dich unterstützen zu können. Vielleicht sind es mehr Informationen, vielleicht ist es ein Gespräch mit einem Geburtshelfer, der deinem Weg positiv gegenübersteht und ein Gefühl von Sicherheit vermitteln kann?

Vielleicht möchte dein Partner nicht während der gesamten Geburt an deiner Seite sein? Dann könnte eine gute Freundin, eine Verwandte oder eine Doula diese Rolle übernehmen.

Und nicht zuletzt: Alles darf sein. Dein Partner darf eigene Entscheidungen treffen und das ist in Ordnung. Du weißt jetzt, worauf du dich einstellen kannst, und kannst dir andere Möglichkeiten der Unterstützung suchen.

Das Wichtigste in Kürze

Du kannst dir mit Hilfe von Mentaltechniken darüber klarwerden, welche Gedanken du rund um das Thema Geburt hast. Hinderliche Gedanken kannst du in positive Affirmationen umwandeln. Das sind kurze positive Sätze, die deine Wünsche für die Geburt ausdrücken und dich auf deinem Weg bestärken.

Eine weitere Möglichkeit ist es, einen lebhaften inneren Film zum Ablauf deiner gewünschten Geburt zu drehen.

Falls du Angst vor der Geburt hast, ist das normal. Es ist sogar sehr wichtig, diese Angst während der Schwangerschaft zu spüren und darüber zu sprechen. So können dich deine Ängste nicht unvorbereitet während der Geburt überwältigen.

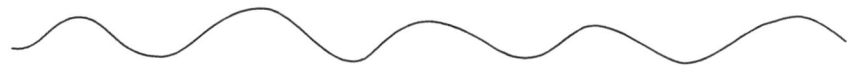

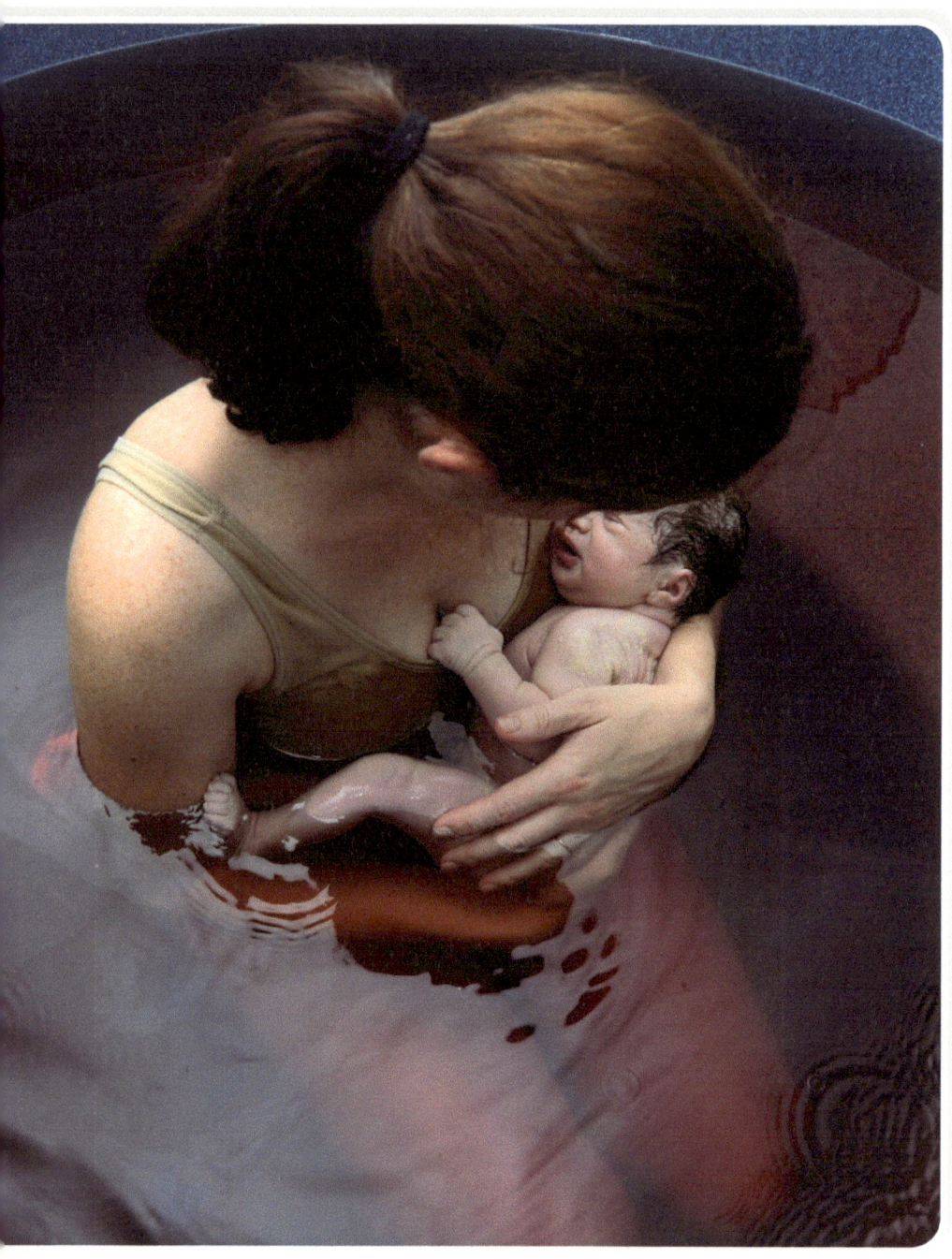

DIE NÄCHSTE GEBURT
IN DER PRAXIS

Welche Phasen der Geburt gibt es?

Ein Wort vorab

Es gibt nicht DIE Geburt und jeder Geburtsverlauf ist unterschiedlich. Deshalb existiert auch kein Modell der Geburtsphasen, welches für alle Frauen gleichermaßen zutreffend ist.

Die Unterteilung der Geburt in Phasen dient zum einen der medizinischen Beurteilung, zum anderen kann sie auch dir helfen, dich ein bisschen einzuordnen. Zumeist gibt es bei einer Geburt auch keine in sich abgeschlossenen Phasen, sondern die Phasen gehen fließend ineinander über. Schon gar nicht existieren feste Zeitpläne für den Verlauf einer Geburt. Eine Geburt dauert so lange, wie sie dauert.

Es kann sein, dass du die Geburt ganz anders erlebst, als ich sie hier beschreibe – und auch das ist in Ordnung. Vor allem möchte ich an dieser Stelle noch einmal betonen, dass die meisten Geburten nicht linear verlaufen. Das ist leider eine der Legenden, die ziemlich unerschütterlich sind. Vielmehr kann eine Geburt eine lange Zeit in kleinen Schritten voranschreiten und vielleicht glaubst du schon gar nicht mehr an einen guten Ausgang und plötzlich geht die Geburt voran und dein Baby kommt innerhalb kurzer Zeit zur Welt.

Am wichtigsten ist, dass du auf deinen Körper und seine Signale achtest. Alles, was ich im folgenden Kapitel beschreibe, sind mögliche Verläufe, die dir allerhöchstens als eine grobe Orientierung dienen können.

Vor- und Senkwehen/Übungswehen

Bereits einige Wochen vor dem Geburtszeitraum könntest du bemerken, dass dein Bauch tagsüber und vor allem abends und nachts öfter hart wird. Das ist ganz normal und wichtig. Es zeigt, dass deine Gebärmutter in der Lage ist, Wehen zu erzeugen.

Manchmal erweichen oder erweitern diese Wehen bereits den Muttermund. Das muss aber nicht sein.

Eröffnungsphase

Die erste Phase der Geburt vom Beginn der ersten Wehen, die eine Öffnung des Muttermundes bewirken, bis zur vollständigen Eröffnung von 10 cm wird Eröffnungsphase genannt. Dieser Teil der Geburt ist für viele Frauen der längste und anstrengendste.

Die meisten Geburtshelfer unterteilen die Eröffnungsphase nochmals in drei Perioden. In der Fachsprache werden diese Perioden bzw. Phasen der Geburt als Latenzperiode, aktive Periode und Übergangsperiode bezeichnet. Auch nach einem Kaiserschnitt gibt es keine Vorgaben, wie lange die einzelnen Phasen der Geburt dauern dürfen.

Latenzperiode oder Latenzphase

Die erste Phase der Geburt bis zu einer Öffnung des Muttermundes von etwa vier bis sechs Zentimetern wird Latenzphase genannt. Diese Phase kann unterschiedlich lange dauern und die Wehen können unterschiedlich stark sein.

Gerade bei Müttern, die wie du schon einen Kaiserschnitt erlebt haben, kommt es in der Latenzphase manchmal zu ermüdenden On-Off-Wehen. Das bedeutet, über Stunden und sogar manchmal Tage kommen und gehen schmerzhafte Wehen oder stoppen ganz, ohne dass die Geburt richtig in Schwung kommt. Diese Wehen leisten trotzdem wertvolle Vorarbeit. Sie sind nicht umsonst.

Die Latenzphase kannst du, falls medizinisch bei dir alles normal ist, zu Hause verbringen. Möchtest du lieber die Klinik aufsuchen, um dir sicher zu sein, dass alles in Ordnung ist, kannst du dies jederzeit tun. Möglicherweise wird dir dort nach einer vaginalen Untersuchung und dem Schreiben eines CTGs angeboten, dich zu Hause noch etwas auszuruhen. Fühlst du dich bereits in dieser Phase zu Hause nicht mehr wohl, kannst du in den meisten Kliniken bleiben.

Planst du eine Hausgeburt oder eine Geburt im Geburtshaus, solltest du deine Hebamme über den Beginn der Wehen informieren.

Während der Pausen zwischen den Wehen kannst du – und sei es nur für wenige Minuten – immer wieder versuchen zu schlafen. Achte darauf, regelmäßig zu essen und zu trinken. Vielleicht kannst du noch ein

Entspannungsbad nehmen oder dich mit einem Spaziergang ablenken. Lesen, schlafen, bügeln, Gartenarbeit, Fernsehen oder sich mit einer Freundin zu verabreden sind gute Möglichkeiten, um die anstrengende Zeit zu überstehen.

> ## Tipp
>
> *Eine längere Latenzphase mit Zeiten, in denen du Wehen hast, und anderen Zeiten, in denen deine Wehen wieder nachlassen, kommt nach einem Kaiserschnitt in der Vorgeschichte relativ häufig vor. Dies zeigt, dass deine Gebärmutter übt. Es ist normalerweise kein Grund, sich zu beunruhigen. Sorge in dieser Zeit so gut wie möglich für dich.*

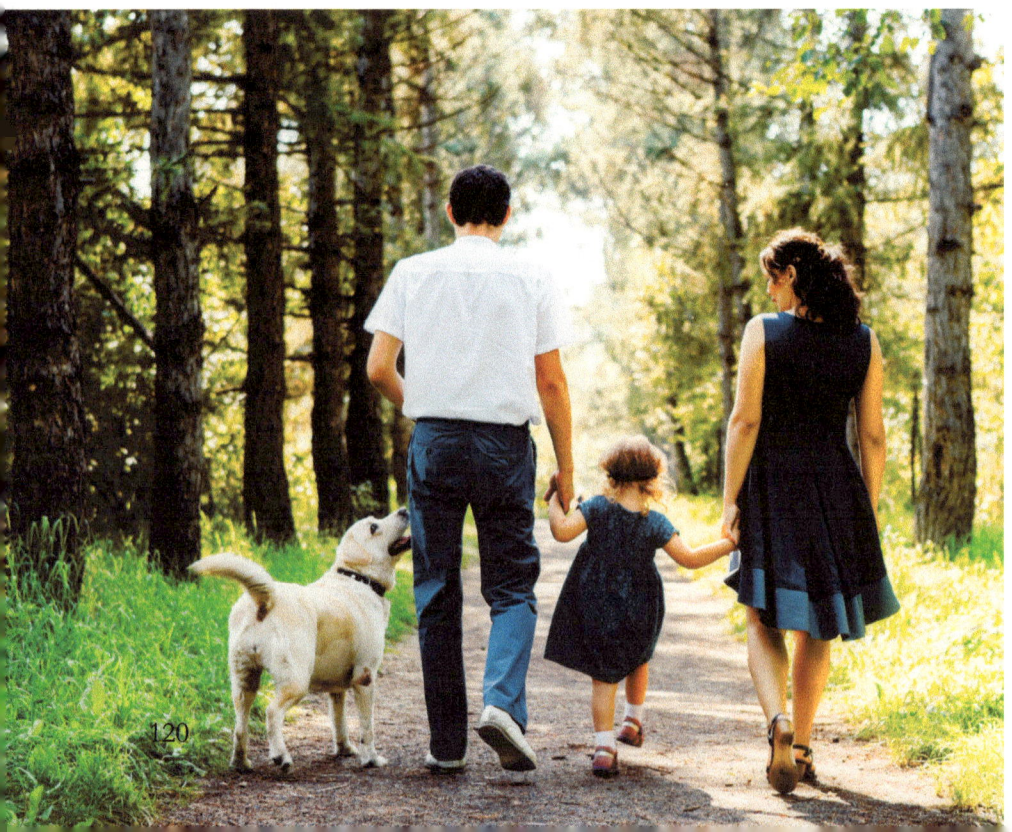

Aktive Eröffnungsphase

Nach der Latenzphase setzt die so genannte aktive Eröffnungsphase ein. Die Wehen werden nun regelmäßiger und die Geburt schreitet voran. Der Muttermund öffnet sich weiter und dein Baby tritt langsam ins Becken ein. Es gibt nach einem Kaiserschnitt keine zeitlichen Vorgaben für die Dauer der Eröffnungsphase. Solange es dir und deinem Baby gut geht, kannst du in deinem Rhythmus gebären.

> **Tipp**
>
> *Versuche dich zu bewegen, wenn dir danach ist, und je nach deinem Gefühl das Becken kreisen zu lassen und die Position zu wechseln. Falls du eine Hebamme bei dir hast, wird sie dich dabei unterstützen, eine für dich günstige Position zu finden und diese gegebenenfalls immer wieder zu verändern. Wichtig ist außerdem, genug zu trinken, eine möglichst aufrechte Position einzunehmen und deine Blase regelmäßig zu entleeren.*
>
> *Nutze die Wehenpausen, um dich zu entspannen oder sogar zu schlafen. Auch in dieser Phase kannst du vor allem deinem Körper vertrauen und auf die Signale achten, die du von ihm empfängst. Alles kann, nichts muss.*

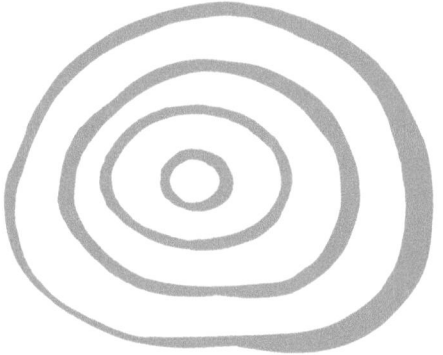

Wie kann ich Übungswehen von „echten" Wehen unterscheiden?

Übungswehen lassen irgendwann wieder nach. Mit warmem Wasser kannst du schnell den Test machen. Übt der Körper noch, werden die Wehen in warmem Wasser oder unter der warmen Dusche weniger, echte Wehen werden in Entspannung kräftiger.

Wann soll ich in die Klinik fahren?

Wann immer du das Gefühl hast, jetzt ist der Zeitpunkt gekommen, an dem du dich unsicher fühlst oder merkst, du brauchst Unterstützung. In der Regel wird empfohlen, sich auf den Weg zu machen oder die Hebamme zu informieren, wenn kräftige Wehen, die du veratmen musst, mehr als eine Stunde in regelmäßigen Abständen von ca. fünf Minuten auftreten.

Je nachdem, wie der Untersuchungsbefund ausfällt, kann es sein, dass du für einige Zeit besser zu Hause aufgehoben bist. So ist bekannt, dass Frauen, die mit einem unreifen Befund – davon spricht man, wenn der Muttermund noch geschlossen oder nur wenige Zentimeter eröffnet ist – in der Klinik eintreffen und dort bleiben, häufiger einen Kaiserschnitt bekommen. Es ist also kein Problem, wenn du dich bei Unsicherheit in der Klinik vorstellst und nach Hause oder zum Spazierengehen in einen nahen Park geschickt wirst. Im Gegenteil: Das erhöht deine Chance auf eine natürliche Geburt.

Übergangsphase

Nun ist dein Muttermund schon relativ weit eröffnet, auf ca. acht Zentimeter. Vielleicht hast du inzwischen viele Stunden mit der Geburtsarbeit verbracht und wirst langsam müde? Doch du merkst, es ist noch lange nicht vorbei. Du bist frustriert, hast Angst, es nicht zu schaffen, du kannst nicht mehr, du willst nicht mehr? Vielleicht musst du dich übergeben? Das ist in der Übergangsphase normal und zeigt dir, dass du das meiste geschafft hast.

Gerade bei Müttern, die schon einen Kaiserschnitt erlebt haben, könnte nun die Moral in den Keller gehen. Vielleicht kommt dir jetzt der Gedanke, dass ein Kaiserschnitt doch eine gute Idee wäre? Immerhin ist dir dieser Weg vertraut, unmittelbar verfügbar und verspricht eine sofortige Beendigung deines „Leidens".

Das ist eine verlockende Vorstellung in dieser Phase. Es ist wichtig, dass du deine Begleitperson auf dieses Szenario vorbereitest. So kann sie dich in dieser sehr sensiblen Phase unterstützen und motivieren, weiterzumachen.

Tipp

*Positiv denken! Jetzt hast du es bald geschafft.
Jetzt ist die Geburt nicht mehr aufzuhalten.
Bald lernst du dein Baby kennen.*

*Wechsle vielleicht deine Geburtsposition, zum
Beispiel in die Seitenlage, in den Vierfüßlerstand
oder die tiefe Hocke. Was ist dir angenehm?*

*Wenn du das Gefühl hast, du würdest jetzt am liebsten
einfach verschwinden, dann hilft es dir vielleicht, dich
in Gedanken an deinen Lieblingsort zu beamen.*

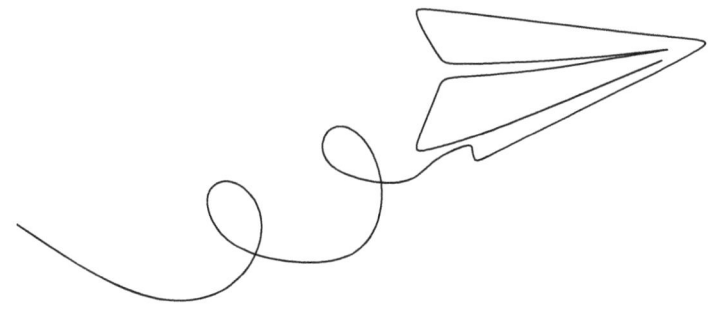

Die „Austrittsphase" oder die eigentliche Geburt

Manche Mütter haben Angst vor der letzten Phase der Geburt. Einerseits wird es nun ernst. Du bringst bald dein Baby zur Welt und musst maximal loslassen. Andererseits dehnen sich nun Scheide und Beckenboden enorm und das kannst du dir vielleicht mit dem Verstand gar nicht vorstellen. Lass deinen Körper einfach machen.

Wenn mit jeder weiteren Wehe der Drang unbeschreiblich stark wird, das Baby auf die Welt zu entlassen, kannst du aktiv werden. Das empfinden viele Frauen als sehr befreiend. Und ja, da ist dieses starke Spannungsgefühl und vielleicht denkst du, du kannst da jetzt nicht einfach drübergehen. Doch du schaffst das und es ist nur ein kurzer Moment. Nimm also deinen Mut zusammen und lass deinen Körper seine Arbeit machen. Du musst eigentlich gar nichts tun. Alles passiert wie von selbst und dein Körper weiß instinktiv, was zu tun ist.

> ## Tipp
>
> *Überlasse dich der Führung deines Körpers. Welche Position ist für dich angenehm? Du kannst normalerweise frei wählen. Traubenzucker oder ein Getränk helfen deinem Körper, die nötige Energie bereitzustellen.*
>
> *Manchen Müttern hilft es, das Köpfchen des Babys in einem Spiegel zu sehen oder zu berühren. Nicht alle mögen das.*

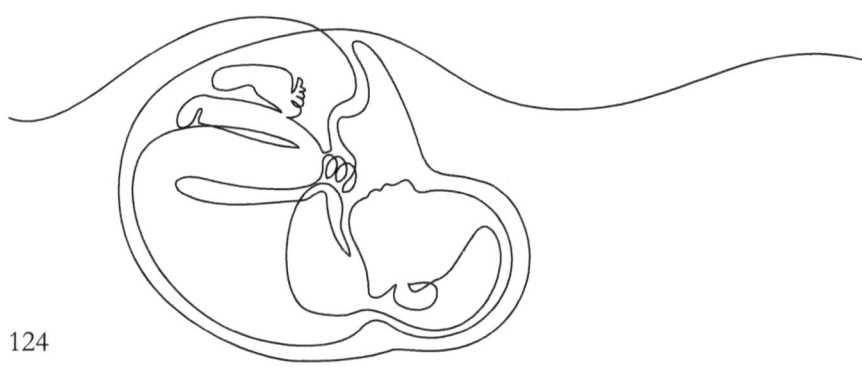

Die letzte Phase der Geburt: die Plazentaperiode

Nun ist dein Baby auf der Welt. Du hast es geschafft, aber noch nicht ganz, denn auch die Plazenta deines Babys muss noch geboren werden. Erst dann ist die Geburt vollständig abgeschlossen. In den meisten Kliniken gilt die Regel, dass die Plazenta innerhalb von 30 Minuten nach der Geburt des Kindes geboren sein muss. Solange du nicht blutest, besteht aber meistens die Möglichkeit, dem Körper mehr Zeit zu geben.

Du kannst deinen Körper bei der Geburt der Plazenta unterstützen, indem du dein Baby, wenn es die Brust gefunden hat, saugen lässt. Wichtig ist, dass niemand gewaltsam an der Nabelschnur zieht oder von außen durch deinen Bauch an deiner Gebärmutter herumdrückt oder reibt. Eine behutsame Tastuntersuchung deines Bauches ist möglich und dient der Einschätzung, ob sich die Plazenta schon gelöst hat, sowie zur Blutungskontrolle.

Sollte die Plazenta noch auf sich warten lassen, kann es helfen, wenn du eine aufrechte Position einnimmst oder deine Blase entleerst. Eine andere Möglichkeit ist, in eine leere Flasche zu pusten. Manche Kliniken haben Erfahrung mit Akupunktur, um die Plazentalösung zu unterstützen, falls sie nicht von selbst geboren wird. Hilft das alles nicht, kann es in seltenen Fällen passieren, dass du in eine Kurznarkose versetzt wirst und die Plazenta geholt werden muss.

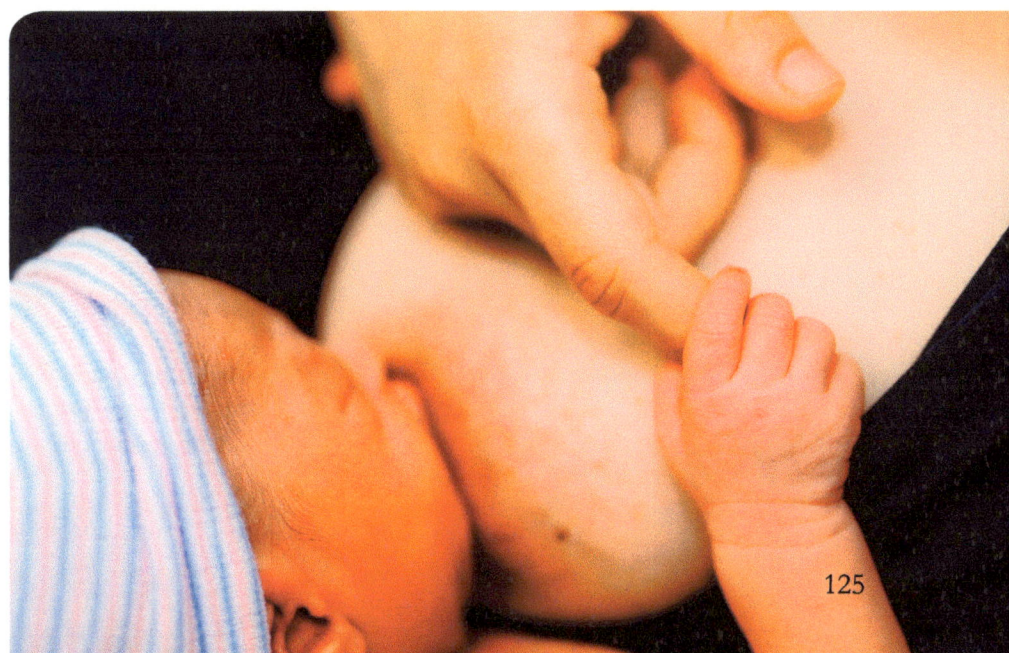

Wie kann ich die Wehen meistern?

Vielleicht fragst du dich, wie du mit Schmerzen während der Geburt umgehen kannst. Möchtest du eher auf Medikamente verzichten oder findest du es beruhigend zu wissen, dass es auch nach einem Kaiserschnitt medikamentöse Möglichkeiten gibt, um die Schmerzen zu lindern?

Natürliche Möglichkeiten, mit den Wehen umzugehen

Im Grunde kannst du alles nutzen, was dir guttut, die Angst nimmt, das Gefühl der Geborgenheit verstärkt und für Entspannung sorgt. Denn: Angst erzeugt innere Anspannung und dies wiederum führt zu mehr Schmerzen. Alle natürlichen Möglichkeiten, die ich dir vorstelle, sind sowohl in der Klinik als auch im Geburtshaus oder zu Hause umsetzbar.

Gerade, wenn du eine Phase der Geburt erlebst, in der du unsicher bist oder sogar medizinische Eingriffe auf dich zukommen, können die folgenden Maßnahmen helfen, wieder in die Ruhe und Entspannung zu gelangen.

Das Oxytocin

Fragt man Frauen, wie sie die Geburt empfunden haben, bekommt man erstaunlich unterschiedliche Aussagen. Das reicht von unerträglich bis supergenial und ekstatisch. Schmerzen sind aber nicht nur eine Frage der eigenen inneren Wahrnehmung, sondern können durch Angst und Stress verstärkt und durch körpereigene Glückshormone gemildert werden.

Doch warum ist das so? Durch Stress wird Adrenalin ausgeschüttet. Es ist ein Gegenspieler des Wehen auslösenden Oxytocins und ermöglichte uns, als wir noch wesentlich ungeschützter als heute gebären mussten, die Flucht. Außerdem bewirkt Adrenalin innere Wachsamkeit und eine Anspannung unserer Muskeln.

Gebären können wir so eher nicht. Denn der Körper muss gegen Widerstand arbeiten, was Schmerzen erzeugen oder verstärken kann. Ein bereits geöffneter Muttermund kann sich bei „Gefahr" sogar wieder zusammenziehen, um die Geburt anzuhalten.

Dies ist der Grund, warum sogar kräftige und regelmäßige Wehen unter Umständen wieder nachlassen, wenn die Mutter in der Klinik eintrifft. Der Körper schüttet ebenfalls Adrenalin aus, wenn eine Frau bei der Geburt von unbekannten Menschen, Stress, lauten Geräusche oder Hektik umgeben ist. Erst, wenn wir uns wieder sicher und geborgen fühlen, baut der Körper die Stresshormone ab und Blutdruck und Herzfrequenz sinken. Dann können Oxytocin und körpereigene Glückshormone, die Endorphine, ihre Arbeit in Ruhe verrichten. Die Geburt schreitet ungestört weiter voran.

Daher hilft bei einer Geburt alles, was das scheue Hormon Oxytocin zum Fließen bringt. Ruhe, gedämpftes Licht, Geborgenheit, Wärme, Zärtlichkeit und vieles mehr. Stelle dir eine romantische Liebesnacht vor und was du brauchst, damit du dich wirklich fallen lassen kannst. Das sind in etwa auch die Zutaten für eine oxytocinreiche Geburt.

Fühlst du dich geborgen und entspannt, sinken die Stresshormonspiegel, die Geburtswege und deine Gebärmutter arbeiten gut zusammen, die Geburt wird leichter und die Schmerzen nehmen meistens ab.

Die Atmung während der Geburt

Du kannst mit deiner normalen Atmung gut durch die Geburt gehen. Wichtig ist, ruhig und konzentriert weiterzuatmen, wenn eine Wehe kommt.

Erfahrene Geburtshelfer sagen sogar, dass die Geburt gar nicht durch die Intensität oder Dauer der Wehen bestimmt wird, sondern durch die Qualität der Pausen zwischen den Wehen. Schließlich macht die Zeit zwischen den Wehen die Hälfte der Geburt aus.

Eine gute Möglichkeit, die dich während der Wehen unterstützen kann, ist die tiefe Bauchatmung. Dabei zählt man beim Einatmen bis drei oder vier und bei der Ausatmung etwas länger, beispielsweise bis sieben. Setze dich damit aber nicht unter Druck. Manchen Müttern hilft das Zählen sehr, andere verunsichert es oder lenkt von der Geburtsarbeit ab. Probiere am besten aus, was für dich passend ist.

Beim Ausatmen kannst du, wenn es für dich angenehm ist, einen Ton erzeugen. „Gute" Töne, wie ein langes „Aaaaaahhhhh" öffnen den Raum im Gaumen. Ungünstiger sind „I" und „E", weil sie den Raum im Gaumen enger machen.

Weitere Maßnahmen

Wärme

Vor allem, wenn sich der Geburtsschmerz im unteren Rücken oder im Leistenbereich zeigt, ist Wärme hilfreich. Diese so genannten Rückenwehen sind normale, echte Wehen, die besonders zermürbend und schmerzhaft sein können. Hier kann es dir helfen, wenn dein Begleiter eine Wärmflasche oder ein gewärmtes Kirschkernkissen an die schmerzende Stelle hält oder wenn du ein warmes Bad nimmst. Achtung: In zu warmem Wasser können sich Kreislaufprobleme einstellen.

Eins-zu-eins-Betreuung

Eine kontinuierliche Begleitung ist für die meisten Frauen eine wichtige Voraussetzung für eine gute Geburt. Das mag zu Beginn, wenn du noch gut mit den Wehen umgehen kannst, vielleicht nicht der Fall sein. Doch sobald die Geburt weiter voranschreitet, könnte eine vertraute Begleitperson wichtig werden. Vor allem mit einem Kaiserschnitt im Gepäck brauchst du vielleicht mehr Bestätigung von außen durch eine Hebamme oder Doula, selbst wenn du spürst, dass alles in Ordnung ist.

Massagen / Ausstreichen

Massagen können dich während der Wehen wunderbar unterstützen. Für viele Frauen ist es angenehm, wenn die Hebamme oder der Partner während der Wehe einen mittelfesten bis festen Gegendruck oder kreisende Bewegungen auf das Kreuzbein ausübt. Zwischen den Wehen kann es hilfreich sein, wenn jemand mit ausstreichenden Bewegungen über Arme und Rücken deine Entspannung fördert.

Der Türrahmen

Ist keine Person für eine Kreuzbeinmassage verfügbar und du spürst die Wehen vor allem dort, kann es dir helfen, wenn du dich mit deinem Kreuzbein oder Beckenbereich in einen Türrahmen lehnst. Dazu schmiegst du dich mit dem unteren Rücken an die eine Seite des Rahmens und stemmst dich mit ausgestreckten Armen während der Wehe gegen die andere, sodass Gegendruck ausgeübt wird.

HypnoBirthing

Beim HypnoBirthing erlernst du bestimmte Atem- und Entspannungstechniken, damit dein Körper in Ruhe die Geburtsarbeit verrichten kann, ohne dass dein Verstand ihn dabei stört.

Du bist dabei nicht in Trance oder völlig willenlos, wie manche Frauen befürchten, wenn sie das Wort Hypnose hören. Vielmehr kannst du dich selbst in eine tiefe Entspannung bringen, um die geburtsfördernden Hormone und deinen Körper optimal arbeiten zu lassen.

Beim HypnoBirthing ist es wichtig, die Atmungs- und Entspannungstechniken während der Schwangerschaft vorher eine Zeit lang zu üben, damit du sie während der Geburt einsetzen kannst.

Leider gehen die angebotenen HypnoBirthing Kurse normalerweise nicht auf die spezielle Situation von Kaiserschnittmüttern ein. Über meine Seite **geburt-nach-kaiserschnitt.de** kannst du dich über einen Kurs informieren, der genau auf die Bedürfnisse von Kaiserschnittmüttern ausgerichtet ist und Elemente von HypnoBirthing nutzt.

Homöopathie und Akupunktur

Manche Hebammen haben eine Ausbildung in einer dieser Richtungen und können dich während der Wehen und Geburtsarbeit entsprechend unterstützen und begleiten. Frage einfach danach.

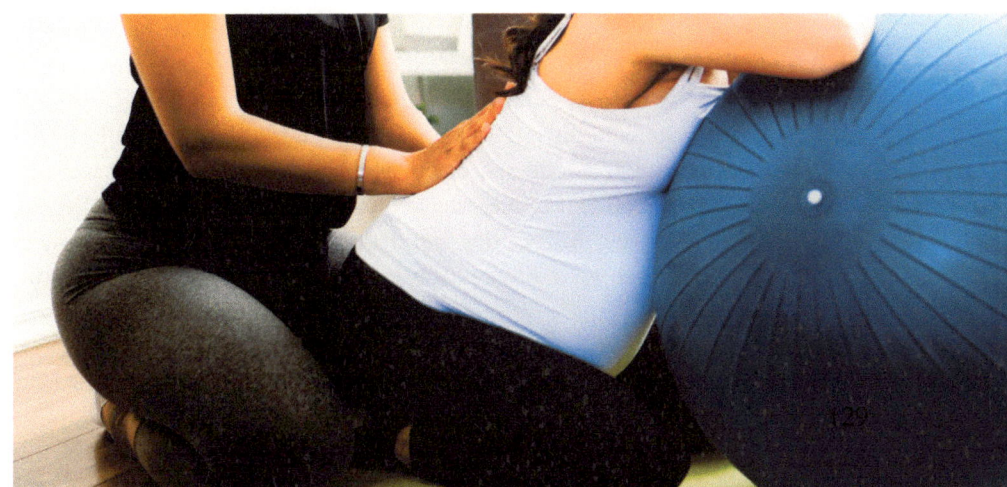

Medikamentöse Möglichkeiten, mit Wehen umzugehen

Wie bei jeder Geburt sind nach einem Kaiserschnitt sämtliche Schmerzmittel erlaubt, die deine Geburtsklinik anbietet. Welche Mittel es im Einzelnen sind, kannst du zum Beispiel während eines Vorgespräches in der Klinik oder bei einer Kreißsaalbesichtigung erfragen.

In der außerklinischen Geburtshilfe werden in der Regel die nichtmedikamentösen Möglichkeiten zur Linderung des Wehenschmerzes ausgeschöpft. Sollte sich zum Beispiel die Notwendigkeit einer PDA ergeben, wäre dies ein Grund zur Verlegung in eine Klinik.

Während einer Klinikgeburt wird dich deine Hebamme dazu beraten, welches Schmerzmittel in der aktuellen Phase deiner Geburt am besten für dich geeignet ist. Von besonderer Bedeutung in der Schmerzmedikation kann eine PDA sein, die hier näher vorgestellt wird.

Was ist eine PDA?

Als wirksamstes medikamentöses Verfahren zur Vermeidung des Wehenschmerzes kommt die PDA (Periduralanästhesie) zum Einsatz. Die PDA ist ein Narkoseverfahren, welches die Weiterleitung von Schmerzen über das Rückenmark zum Gehirn verhindert. Dazu spritzt der Anästhesist eine Mischung aus einem Opiat und einem lokalen Betäubungsmittel im Bereich der Lendenwirbelsäule in den Periduralraum. Dieser Raum umgibt das Rückenmark. Von dort gehen die Nerven ab, die normalerweise den Schmerz an das Gehirn weiterleiten.

Ist die PDA niedrig dosiert, kann die Mutter ihre Beine bewegen und mit Hilfe umhergehen (Walking PDA). Dies wird jedoch von Klinik zu Klinik unterschiedlich gehandhabt. Deshalb solltest du dich, falls der Wunsch nach einer PDA besteht, vorher danach erkundigen, was in deiner Wunschklinik üblich ist. Da eine einmalige Gabe des Schmerzmittels meist nicht ausreicht, wird ein kleiner Kunststoffschlauch als Zugang gelegt und auf der Haut des Rückens befestigt. So kann das Schmerzmittel bei Bedarf weiter verabreicht werden. Sollte später ein Kaiserschnitt notwendig werden, kann die Betäubung auch auf diesem Weg erfolgen.

Da die PDA in den Ablauf der Geburt eingreift und Nebenwirkungen hat, sollte sie nur nach gründlicher Abwägung der Vor- und Nachteile eingesetzt werden.

Wann kann eine PDA helfen?

Es kann bei der Geburt vorkommen, dass die Mutter durch die schmerz-hafte Wehentätigkeit angespannt ist oder es trotz regelmäßiger und kräftiger Wehen zu einem Geburtsstillstand kommt. In diesem Fall kann die PDA für Entspannung sorgen und so vielleicht doch noch eine natürliche Geburt er-möglichen. Zuvor sollten die anderen Möglichkeiten zur Schmerzlinderung und Entspannung ausgeschöpft worden sein.

Einige der häufigsten Nebenwirkungen der PDA

Nach dem Anlegen einer PDA kann es zu einem Blutdruckabfall mit Schwindel und Übelkeit bei der Mutter kommen. Darauf kann auch die Herztonfrequenz des Kindes reagieren. Mit anderen Worten, die Herztöne des Kindes könnten vorübergehend schlechter werden. Selten wird deshalb ein Notkaiserschnitt erforderlich.

Jedes Medikament, dass einer Frau während der Geburt verabreicht wird, wird durch die Nabelschnur auch vom Kind aufgenommen. Geburts-helfer beobachten, dass Kinder, deren Mütter längere Zeit eine PDA hat-ten, nach der Geburt etwas schläfrig oder schlapp sein und unter Umstän-den einen niedrigeren APGAR-Wert – ein Index, der Geburtshelfer über Babys Gesundheit nach der Geburt informiert – haben können.

Unter einer PDA kann sich die gesamte Geburt verlangsamen. Das könnte daran liegen, dass der Körper der Mutter unter einer PDA weniger Wehenhormone produziert und sich das Baby durch die Entspannung der Beckenmuskulatur langsamer in die richtige Geburtsposition dreht. Des-halb kommt bei einer PDA fast immer ein Medikament zur Verstärkung der Wehentätigkeit zum Einsatz.

Durch die Betäubung des Unterleibs ist es manchen Frauen nicht mehr möglich, selbstständig Wasser zu lassen. Es kann außerdem zu einem Anstieg der Körpertemperatur kommen. Manchmal – bei etwa 1 von 100 Frauen – treten nach einer PDA am nächsten Tag starke Kopfschmerzen auf, die einige Tage andauern können.

Häufig wird befürchtet, eine PDA könne im Zustand nach Kaiser-schnitt Rupturschmerzen verschleiern. Das ist nicht der Fall. Deshalb darf einer Mutter, die einen Kaiserschnitt hatte, laut Leitlinie bei der nächsten Geburt eine PDA verabreicht werden.

Die natürliche Geburt

Welche Besonderheiten gibt es bei einer natürlichen Geburt nach einem Kaiserschnitt?

Ablauf einer normalen Geburt nach Kaiserschnitt

Eine natürliche Geburt nach einem Kaiserschnitt ist eine ganz normale Geburt. Je nachdem, ob bei dir der Muttermund schon einmal eröffnet war oder noch nicht, wird die nächste Geburt ähnlich wie bei Erst- oder Mehrgebärenden ablaufen.

Was du wissen musst: Bei einer Geburt nach einem Kaiserschnitt gibt es fast immer einen besonderen Punkt. Das ist der Moment, an dem der erste Kaiserschnitt stattgefunden hat. An diesem Punkt können dich deine unbewussten Ängste einholen und vielleicht denkst du jetzt, die Ereignisse der ersten Geburt werden sich wiederholen.

Es ist ideal, wenn deine Begleitperson darum weiß und dir versichert, dass die Geburt weiterhin völlig normal verläuft. Manchen Müttern hilft in dieser Situation die intensive Hinwendung zum Baby.

Dabei kann dir der folgende Gedanke helfen:

„Mein Baby weiß, wie es sich bei der Geburt verhalten muss. Ich brauche die Geburt nur zuzulassen."

Hast du diesen sensiblen Punkt erreicht oder überschritten, wirst du wahrscheinlich große Erleichterung spüren.

Sind bei einer Geburt nach Kaiserschnitt bestimmte medizinische Maßnahmen notwendig?

Nein. Sofern kein triftiger medizinischer Grund vorliegt, sollte gerade nach einem Kaiserschnitt nach Möglichkeit auf Eingriffe in den Geburtsverlauf verzichtet werden. Dazu gehören die Gabe von Medikamenten zur Geburtseinleitung oder Verstärkung der Wehentätigkeit, ein routinemäßiger Ultraschall zu Geburtsbeginn, häufige vaginale Untersuchungen, die Öffnung der Fruchtblase, ein Dammschnitt oder ein Dauer-CTG während der Geburt.

All diese Maßnahmen greifen in das fein aufeinander abgestimmte Räderwerk einer physiologischen Geburt ein. Sie können Angst und Stress erzeugen und münden nicht selten in die so genannten Interventionskaskaden (siehe Kapitel „Interventionen und ihre Auswirkungen" ab Seite 40), die wiederum oft einen Kaiserschnitt als Endpunkt haben.

Sollten dennoch einzelne Maßnahmen aus medizinischen Gründen wichtig werden, lasse dich durch die Geburtshelfer über die Vor- und Nachteile sowie über mögliche Alternativen aufklären. Sämtliche Entscheidungen sollten einvernehmlich gefällt werden.

Häufige Fragen zur Geburt nach einem Kaiserschnitt

Darf ich bei einer Geburt nach Kaiserschnitt in die Geburtswanne?

Ja, in den meisten Kliniken ist das möglich. Erkundige dich beim Vorgespräch in deiner Wunschklinik, wie es dort gehandhabt wird.

Benötige ich zwingend ein Dauer-CTG?

Manche Kliniken machen ein Dauer-CTG zur Bedingung für die Begleitung einer natürlichen Geburt nach einem Kaiserschnitt. Der Grund ist, dass Studien, auf die sich auch die meisten internationalen Leitlinien beziehen, Folgendes herausfanden: Der seltene Fall eines Einrisses der Narbe an der Gebärmutter macht sich am ehesten durch Veränderungen des Herztonmusters beim Baby bemerkbar.

Auf der anderen Seite erleben Mütter, die durch ein Dauer-CTG während der Geburt überwacht werden, häufiger Kaiserschnitte, als wenn die Herztöne in größeren Abständen kontrolliert werden.

Viel genauer und weniger störanfällig ist laut Empfehlung der WHO zur Begleitung einer natürlichen Geburt die Überwachung der kindlichen

Herztöne mittels Hörrohr oder Dopton durch die Hebamme. Diese Überwachungsmethode hat außerdem den Vorteil, dass die Hebamme anwesend sein muss und die Mutter beobachten kann. Diese Begleitung bietet mehr Sicherheit als ein CTG, das womöglich nur in einen zentralen Überwachungsraum übertragen wird.

Woran können ich oder meine Geburtshelfer
Narbenkomplikationen erkennen?

Komplikationen deuten sich oft mit einem gewissen Vorlauf an. Nicht selten merkst du selbst zuerst, dass „etwas nicht stimmt". Es ist wichtig und richtig, dieses Gefühl zu äußern. Weitere Hinweise sind Unwohlsein oder Angst. Auch Schmerzen im Narbenbereich, die stark und anhaltend auftreten, können ein Warnsignal sein.

Am häufigsten zeigt sich ein Riss in der Kaiserschnittnarbe durch Auffälligkeiten im Herztonmuster deines Babys. Falls dich deine Hebamme schon länger kennt, fällt ihr vielleicht auch auf, dass du plötzlich ganz anders bist. Auch dein Partner könnte das bemerken.

Weitere Anzeichen können sein:
- *deine Wehen stoppen plötzlich,*
- *der Kopf deines Babys befindet sich plötzlich an einer anderen Stelle (weiter oben) als zuvor,*
- *du oder deine Geburtsbegleiter haben den Eindruck, etwas stimmt nicht,*
- *du beginnst aus der Scheide zu bluten*
- *oder das im CTG abgeleitete Herztonmuster des Babys deutet auf eine Unterversorgung mit Sauerstoff hin.*

Bei diesen Anzeichen würde die natürliche Geburt sofort beendet und in einen Notkaiserschnitt übergeleitet werden.

Welche Gebärposition ist nach einem Kaiserschnitt günstig?

Auch während der Geburt nach vorangegangenem Kaiserschnitt kannst du jede Gebärposition wählen, die dir angenehm erscheint. Erfolgte dein vorheriger Kaiserschnitt wegen eines Geburtsstillstandes und dem Verdacht auf ein Missverhältnis, könntest du dich vor allem mit Positionen vertraut machen, die dazu beitragen, dein Becken zu weiten. Jedoch sind nicht alle Gebärpositionen für jedes Mutter-Kind-Paar und jede Konstellation gleichermaßen geeignet.

Deshalb solltest du dazu gerne auch schon während der Schwangerschaft deine Hebamme befragen und dir die verschiedenen Positionen zeigen lassen. Einige Positionen kannst du auch schon während der Schwangerschaft ausprobieren.

Wenn die Geburt nicht von selbst startet

Am sogenannten Geburtstermin kommen nur 4 Prozent aller Kinder zur Welt. Kein Wunder, denn dieser „Termin" ist schließlich nur ein Mittelwert, der sich wie folgt berechnet: Erster Tag der letzten Periode + 280 Tage (= 40 Wochen). Realistischer wäre es, nicht von einem Termin, sondern von einem Geburtszeitraum zu sprechen. Dieser erstreckt sich von der vollendeten 37. Schwangerschaftswoche bis zum Ende der 42. Schwangerschaftswoche. In diesem Zeitfenster kommen fast alle Kinder auf die Welt.

Sollte ein Einleitungsversuch notwendig erscheinen, kannst du dir folgende Fragen stellen:

☐ *Sind mein Kind und ich gesund?*

☐ *Ist die Schwangerschaft bisher normal verlaufen?*

☐ *Befindet sich das Alter meiner Schwangerschaft noch im Rahmen des Geburtszeitraumes?*

☐ *Ist noch ausreichend Fruchtwasser vorhanden?*

☐ *Spüre ich die Bewegungen meines Kindes gut und lebhaft und bin ich mit ihm in Kontakt?*

Kannst du diese Fragen mit „Ja" beantworten, spricht Vieles dafür, dass dein Kind noch gut durch die Plazenta versorgt ist.

Kannst du hingegen folgende Sätze bestätigen, solltest du in Absprache mit deinen Geburtshelfern die notwendigen Maßnahmen erörtern:

☐ *Bei mir liegt ein Diabetes oder ein Schwangerschaftsdiabetes vor.*

☐ *Die Kindsbewegungen sind deutlich rückläufig oder nur noch sehr schwach wahrnehmbar.*

☐ *Die Fruchtwassermenge hat stark oder plötzlich abgenommen, wodurch sich der Bauchumfang verringern kann.*

Welche Möglichkeiten zur Wehenauslösung habe ich nach einem Kaiserschnitt?

Ist es aus medizinischen Gründen notwendig, die Geburt einzuleiten, gibt es in der Regel zwei Alternativen. Bei einem so genannten unreifen Muttermundsbefund wird versucht, den Geburtsbeginn durch die Gabe von Medikamenten (Prostaglandine) anzuregen, die an bestimmten Rezeptoren (Prostaglandinrezeptoren) am Gebärmutterhals wirken und dadurch die Geburt auslösen können.

Dabei können die Geburtshelfer nicht vorhersehen, wann und wie stark die Wirkung eintreten wird. Außerdem muss die Reaktion deines Babys auf den Weheneintritt überwacht werden. Deshalb dürfen diese Mittel nicht ambulant angewendet werden.

Ist das Gewebe des Muttermundes weich oder dein Muttermund ist bereits etwas eröffnet, kann vielleicht versucht werden, Wehen durch die Gabe des Wehenmittels Oxytocin zu erzeugen.

⚠ Leider haben alle Medikamente zur Auslösung oder Förderung der Wehentätigkeit Nebenwirkungen, so wie jedes andere Medikament auch. Aus diesem Grund kann die Wahrscheinlichkeit für Komplikationen ansteigen. Lies dazu im Kapitel „Interventionskaskade" ab Seite 40 noch einmal nach. Vor allem sollte die Kombination von Prostaglandinen und Oxytocin wegen des höheren Rupturrisikos vermieden werden. Deshalb ist es, so lange keine medizinischen Gründe dagegen sprechen, günstiger, den natürlichen Geburtsbeginn abzuwarten.

Besteht tatsächlich ein zwingender medizinischer Grund, die Geburt auszulösen, kannst du fragen, ob die Klinik deiner Wahl Erfahrung mit mechanischen Einleitungsmethoden hat.

Relativ viele Kliniken nutzen inzwischen die so genannte Ballonkathetermethode. Hier wird ein Katheter mit einem kleinen Ballon an der Spitze in den Hals deiner Gebärmutter eingelegt. Nach der Einlage wird der Ballon mit etwas Flüssigkeit gefüllt und dadurch aufgeblasen. Durch Dehnung und Druck bewirkt der Ballon die Ausschüttung geburtsanregender Hormone (Prostaglandine). Der Muttermund öffnet sich im Falle einer Wirkung meist auf drei bis vier Zentimeter und der Ballon fällt dann heraus. Bei dieser Methode wurde bisher kein erhöhtes Rupturrisiko nachgewiesen.

Generell ist es wichtig, dass du dich über sämtliche Vor- und Nachteile geplanter Eingriffe in den Geburtsverlauf genau aufklären lässt. Dazu dienen die Fragen ab Seite 181 im Anhang des Buches.

Wehentees, Nelkenöltampons, Eipollösung oder Öffnung der Fruchtblase

Bei den sogenannten „alternativen" Mitteln der versuchten Geburtseinleitung wie Eipollösung, Eröffnung der Fruchtblase, Einlage von Nelkenöltampons oder Einnahme von Wehentees ist ebenfalls Vorsicht geboten.

Bei Nelkenöltampons und Wehentees ist die Wirksamkeit nicht bewiesen. Eine Eipollösung, bei der die Geburtshelferin mit dem Finger in den leicht geöffneten Muttermund eingeht und mit einer drehenden Bewegung die Eihäute vom Muttermund ablöst, kann schmerzhaft sein, die Fruchtblase versehentlich eröffnen und bringt keine Vorteile.

Bei einer versehentlichen oder absichtlichen Eröffnung der Fruchtblase vor dem Geburtsbeginn kann es zu aufsteigenden Infektionen kommen und die Geburt muss zeitnah erfolgen. Dies verringert wiederum deinen Handlungsspielraum und erhöht die Wahrscheinlichkeit für Komplikationen. Wenn also die Fruchtblase überhaupt eröffnet werden soll, dann erst am Ende der Eröffnungsphase.

Rizinuscocktail

Vom so genannten Rizinuscocktail oder auch Wehencocktail solltest du Abstand nehmen. Er wird häufig als harmlose Alternative zu den oben genannten Medikamenten und Eingriffen angesehen. Dabei wirkt er an den gleichen Rezeptoren (Prostaglandinrezeptoren) wie auch die medikamentösen Mittel zur Wehenauslösung. Wie oben beschrieben, sollen diese Mittel wegen ihrer möglichen Nebenwirkungen nicht ambulant und am besten überhaupt nicht verabreicht werden. Unter Rizinuseinnahme wurden leider schon heftige Geburtsverläufe mit Wehensturm, einer vorzeitigen Ablösung der Plazenta oder dem Einreißen der Kaiserschnittnarbe beobachtet.

Das Wichtigste in Kürze

Auch nach einem Kaiserschnitt ist es möglich, die Geburt mechanisch oder medikamentös einzuleiten. Dies sollte jedoch nur aufgrund triftiger medizinischer Gründe erfolgen.

Nach einem Kaiserschnitt wird von der Gabe folgender Wirkstoffe streng abgeraten: Misoprostol, Dinoproston und Rizinus (unkalkulierbare Wirkungen, wenig erforscht und schlecht dosierbar).

Zügig gebären mit reifen Datteln: „Dattel-Studien"

Zwei Studien zeigten in letzter Zeit, dass ungesüßte Datteln offenbar eine durchaus positive Wirkung auf die Geburt haben könnten.

Erstgebärende, die ab der 36. SSW täglich sechs reife, ungesüßte Datteln aßen, erlebten eine kürzere Latenzphase, eine kürzere Austrittsphase und eine schnellere Nachgeburtsperiode. Es wurden außerdem seltener wehenfördernde Medikamente eingesetzt.

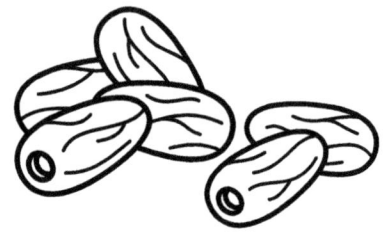

Kohlenhydratarme Diät

Diese „Diät" ist eine Ernährungsweise (keine Diät), die Übertragungen – also die Überschreitung des errechneten Geburtstermins um 14 Tage oder mehr – vermeiden und die Geburt erleichtern soll. Eine wissenschaftliche Grundlage für diese Empfehlung besteht nicht.

Im Grunde beinhaltet sie Ernährungsempfehlungen, die Lebensmittel mit einem so genannten hohen glykämischen Index vermeiden. Dazu gehören Weißmehlprodukte, Reis, Nudeln und Zucker, die zu einem schnellen Anstieg des Blutzuckers führen. Komplexe Kohlenhydrate wie beispielsweise Hülsenfrüchte, Milchprodukte, Wildreis und Gemüse können hingegen gegessen werden.

Die Empfehlung lautet, kurzkettige Kohlenhydrate im Zeitraum von drei bis acht Wochen vor der Geburt zu vermeiden. Außerhalb der Geburtshilfe ist diese Art der Ernährung als Logi-Methode oder als Glyx-Diät bekannt.

Bei Frauen mit Stoffwechselstörungen oder Diabetes 1 wird diese Ernährungsmethode nicht oder nur nach Rücksprache mit dem Arzt empfohlen. Grundsätzlich dürfte es vielen Müttern schwerfallen, gegen Ende der Schwangerschaft die Ernährung umzustellen. Daher ist es günstig, falls du dich mit dieser Art der Ernährung auf die Geburt vorbereiten möchtest, bereits zu Beginn der Schwangerschaft mit der Veränderung zu beginnen.

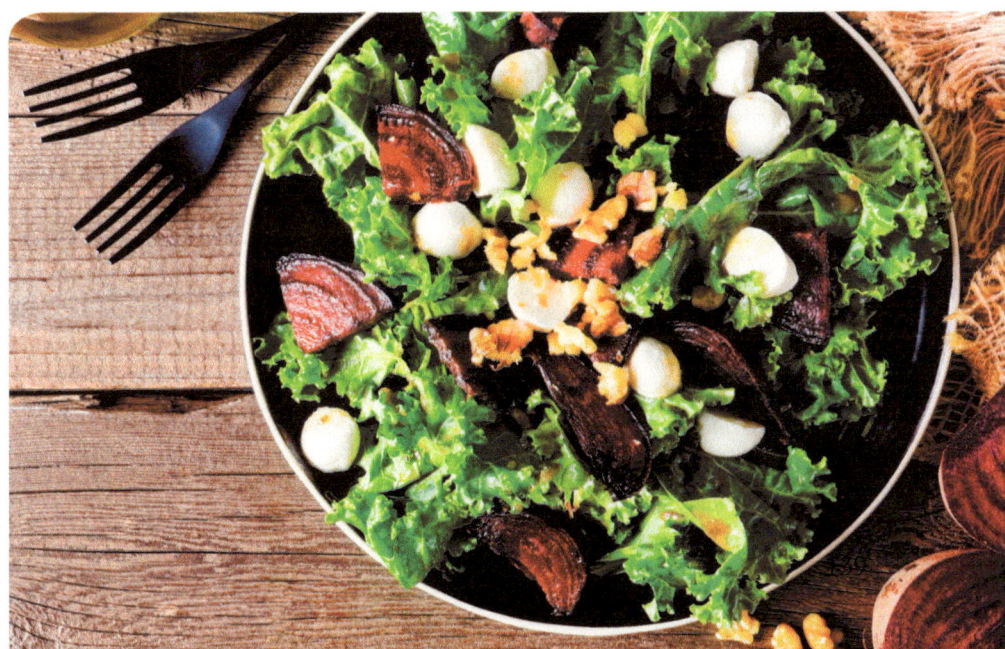

Wenn die Geburt stillsteht

Manchmal hat die Geburt begonnen, doch irgendwann geht es nicht mehr weiter. Vielleicht hast du das bei der letzten Geburt sogar selbst schon erlebt und möchtest dieses Mal besser vorbereitet sein. Oder du spürst, dass dich eine Vorinformation über das, was sein könnte, nicht ängstigt, sondern stärkt.

Dann solltest du an dieser Stelle weiterlesen, was du im Fall der Fälle tun kannst. Zunächst ist es wichtig herauszufinden, warum die Geburt gerade stillsteht. Das kannst du gemeinsam mit deinen Geburtshelfern tun.

Die Wehen haben nachgelassen oder aufgehört

Das könnte bedeuten, dein Körper braucht etwas Erholung. Vielleicht besteht die Möglichkeit, dich auszuruhen, ein wenig zu schlafen oder eine Kleinigkeit zu essen? So kommst du wieder zu Kräften.

> Wichtig: Denke auch daran, deine Blase zu entleeren. Es gibt den Spruch: Volle Blase = Wehenbremse.

Ist alles schön Oxytocin-gerecht?

Du kannst, falls die Geburt aus zunächst unerklärlichen Gründen stoppt, einige Dinge bei dir und in deinem Umfeld überprüfen:

- *Bist du unruhig oder gestresst?*

- *Gibt es Störungen oder Unruhe im Geburtsraum oder außerhalb?*

- *Sind alle Türen geschlossen?*

- *Befinden sich fremde Personen oder Personen, die viel reden, in der Nähe?*

- *Ist deine Intimsphäre gewahrt?*

- *Vielleicht besteht die Möglichkeit, an einem mitgebrachten Duftöl zu schnuppern oder entspannende Musik hören?*

- *Wie ist das Licht im Geburtsraum beschaffen? Kann es gedimmt werden? Gibt es vielleicht eine Salzkristallleuchte oder eine Lavalampe?*

- *Kann dich jemand massieren oder ist dir danach, Zärtlichkeiten mit deinem Partner auszutauschen? Vor allem bei einer Hausgeburt wäre dies sicherlich denkbar.*

All diese Maßnahmen können das scheue Oxytocin wieder hervorlocken.

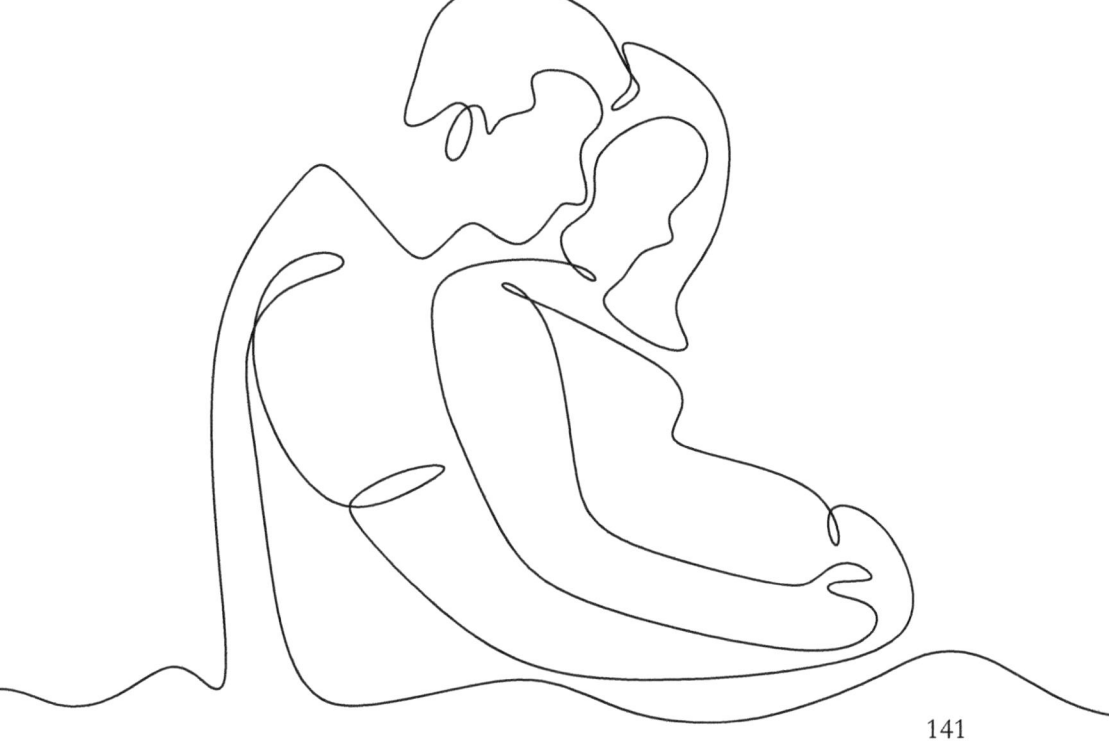

Starke Wehen ohne Geburtsfortschritt

Es gibt noch eine andere Form des Geburtsstillstandes. Sie ist durch schmerzhafte und starke Wehen über Stunden gekennzeichnet, wobei sich kein Geburtsfortschritt zeigt.

In diesem Falle könntest du (gemeinsam) mit deiner Hebamme gezielt unterschiedliche Geburtspositionen ausprobieren, die dein Becken weiten oder deinem Baby ermöglichen, sich günstiger ins Becken einzustellen. Hebammen leiten dich dabei entsprechend deiner Beschreibung des Geburtsschmerzes und der Untersuchungsergebnisse an.

Auch seelische Faktoren können manchmal den Fortgang einer Geburt behindern. Du könntest dich zum Beispiel fragen, ob du große Angst vor der Geburt hast oder dich etwas belastet? Meistens reicht es aus, wenn du es dir bewusst machst. Du brauchst nichts daran zu verändern.

Folgende Fragen könnten im Fall eines Geburtsstillstandes unklarer Ursache hilfreich sein:

 Was könnte mich daran hindern, mein Baby zur Welt zu bringen?

Was könnte mein Baby daran hindern, jetzt geboren zu werden?

Was könnte mir jetzt helfen, mein Baby zu gebären?

Falls du die Möglichkeit hast, dich in Ruhe zurückzuziehen und in den Kontakt zu deinem Baby zu gehen, erkennst du vielleicht, was es jetzt für dich oder dein Baby braucht.

Hilft das alles nicht, könnte in dieser Situation ein
wiederholter Kaiserschnitt der richtige Weg für dich und dein
Baby sein, denn eine starke Wehentätigkeit ohne entsprechenden
Geburtsfortschritt kann das Narbengewebe zu stark belasten.

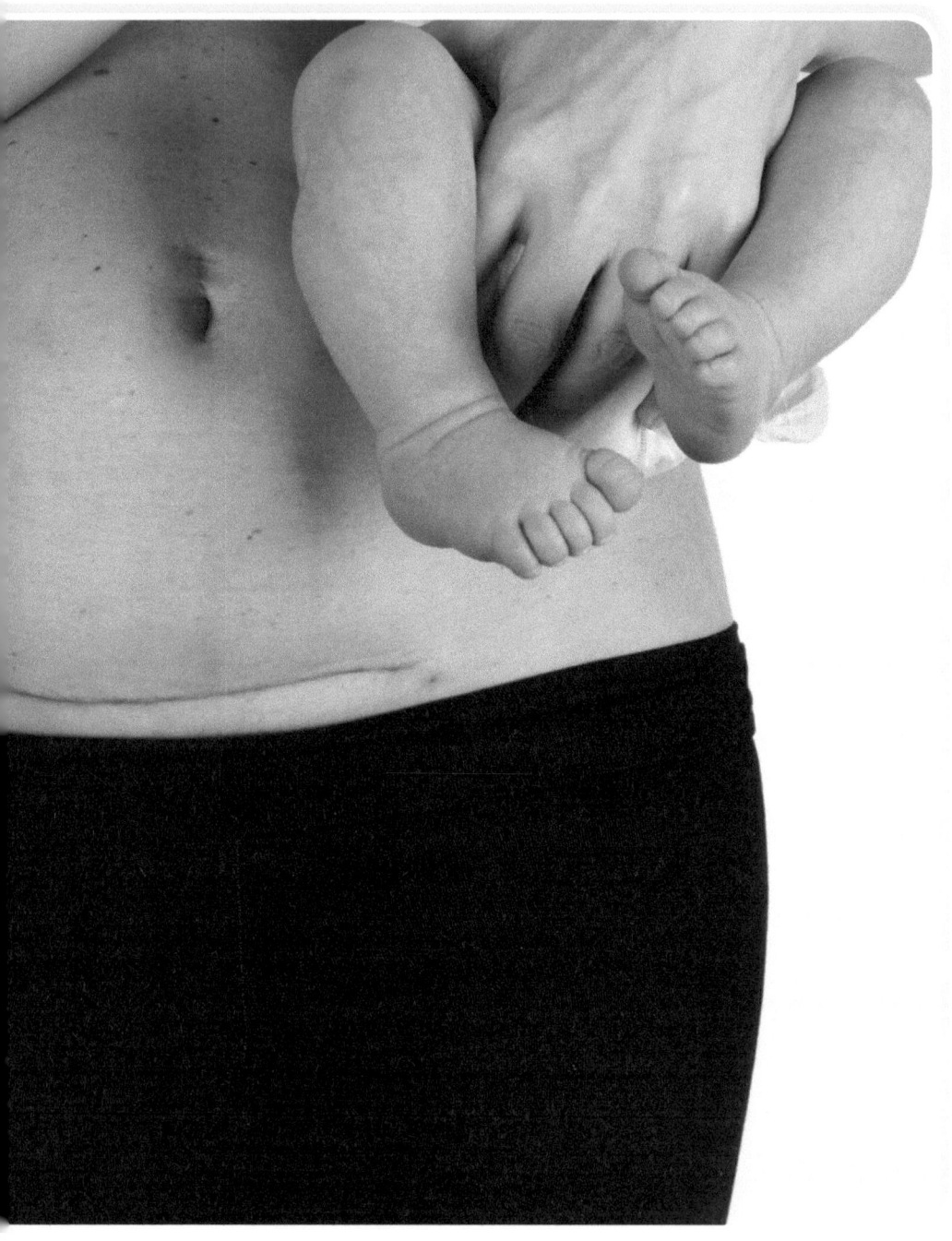

SO GEHT´S AUCH:
KAISERSCHNITT UND TROTZDEM
EIN SCHÖNES GEBURTSERLEBNIS

Es kann passieren, dass du dich während deiner Schwangerschaft oder im Verlauf der Geburt mit einem erneuten Kaiserschnitt anfreunden musst. Vielleicht hast du gehofft, diese Situation würde niemals eintreten. Doch manchmal ist ein Kaiserschnitt nach Abwägung aller Vor- und Nachteile die beste Alternative. Das bedeutet jedoch nicht, dass sich für dich eine traumatische Erfahrung wiederholen muss. Ein Kaiserschnitt kann wunderschön gestaltet und damit zu einer erfüllenden Geburt für dich und dein Baby werden. Ich möchte dir hier einige Schritte vorstellen, die du gehen kannst, damit der nächste Kaiserschnitt für dich und dein Baby zu einem schönen Geburtserlebnis wird.

Du bist nicht sicher, ob dein Baby durch einen Kaiserschnitt zur Welt kommen muss?

Hast du ausreichend Zeit zwischen der Empfehlung zum Kaiserschnitt und der geplanten Durchführung, kannst du dir bei Zweifeln eine Zweitmeinung einholen. Falls die Empfehlung zum Kaiserschnitt während der Geburt erfolgt, bleibt dir unter Umständen Zeit, einige Fragen zu stellen.

Im Anhang dieses Buches ab Seite 181 findest du diese Fragen nochmals als Kopiervorlage. Ich empfehle dir, diese Fragen mit in die Klinik zu nehmen, damit du sie in der Aufregung nicht vergisst:

- *Muss der Kaiserschnitt (jetzt sofort) sein?*

- *Welche Alternativen gibt es?*

- *Welche Risiken hat der Kaiserschnitt für mich und für mein Kind unmittelbar und für nachfolgende Schwangerschaften und Geburten?*

- *Was passiert, wenn man nichts tut?*

- *An dich selbst: Wie ist mein Gefühl zu diesem Eingriff?*

Vielleicht fragst du dich beim Lesen, ob du nicht lieber gleich einen Kaiserschnitt planen solltest, damit du hinterher nicht enttäuscht bist. Diese Frage stellen sich tatsächlich viele Mütter und ich habe sie mir auch gestellt.

Das aber wäre schade, wenn es die Möglichkeit und deinen Wunsch für eine natürliche Geburt gibt. Insgesamt zeigt die Erfahrung vieler Mütter, die ich begleitet habe:

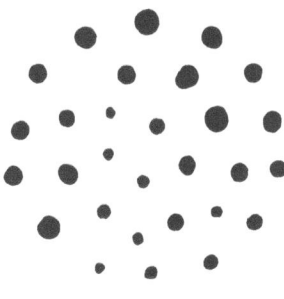

Je umfassender sie sich auf die nächste Geburt in jedem möglichen Modus vorbereitet haben, umso selbstbestimmter erlebten sie diese Geburt. Die meisten Mütter, bei denen im Verlauf der Geburt ein wiederholter Kaiserschnitt nötig wurde, haben mir hinterher gesagt, dass sie diesen Kaiserschnitt als notwendig empfanden und sich damit besser abfinden konnten als mit ihren früheren Operationen.

Die Wahl der Klinik für einen Kaiserschnitt

Auch wenn du einen Kaiserschnitt planst oder auch nur mit ihm als mögliche Option rechnest, ist es nicht egal, in welcher Klinik die Geburt stattfindet. Das Vorgehen bei einem Kaiserschnitt kann sich von Klinik zu Klinik unterscheiden.

Frage in deiner Wunschklinik nach den üblichen Abläufen.

Falls du zwischen mehreren Kliniken die Wahl hast, solltest du auf folgende Punkte achten, die deine Kaiserschnitterfahrung verbessern können:

- *Bei einem geplanten Kaiserschnitt wird nach Möglichkeit der Wehenbeginn abgewartet.*

- *Dein Partner oder eine andere Begleitperson darf während des Kaiserschnitts anwesend sein.*

- *Die Klinik ermöglicht dir und deinem Baby Bonding im OP-Saal, eventuell mit Bonding-Schlauch oder Bonding-Top.*

- *Sobald du im Fall einer Vollnarkose wach und orientiert bist, kannst du dein Baby halten und stillen.*

- *Du bekommst nach dem Kaiserschnitt ausreichend und stillverträgliche Schmerzmittel.*

- *Du wirst auf der Wochenstation beim Stillen unterstützt und das Krankenhaus hat das Zertifikat „babyfreundlich".*

- *Im Falle von Komplikationen wird versucht, eine Trennung von Mutter und Kind nach Möglichkeit zu vermeiden oder so kurz wie möglich zu halten.*

Sind diese Standards Teil der Klinikroutine, wird der Start für dich und dein Baby dort einfacher sein.

 Was wäre mir im Falle eines Kaiserschnittes besonders wichtig?

Der normale Ablauf eines Kaiserschnittes

Wie ein Kaiserschnitt im Einzelnen abläuft, ist von Klinik zu Klinik ein bisschen verschieden und hängt zudem davon ab, ob der Kaiserschnitt bereits während der Schwangerschaft geplant wurde oder ob die Entscheidung während der Geburt fällt. Ich möchte dir hier einen möglichen Ablauf bei einem geplanten Kaiserschnitt vorstellen.

Das Vorgespräch

Zunächst hast du ein Vorgespräch mit einem Arzt in der Klinik, in der du dein Kind zur Welt bringen möchtest. Hier wird die Indikation für den Kaiserschnitt gestellt oder bestätigt, was deine niedergelassene Gynäkologin bereits vorgeschlagen hat. Du wirst idealerweise über alle Vor- und Nachteile und möglichst alle medizinischen Risiken des geplanten Vorgehens aufgeklärt. Manchmal triffst du dich anlässlich dieses Termins zusätzlich mit einer Hebamme und dem Anästhesisten.

Den Geburtsbeginn abwarten oder einen OP-Termin festlegen?

Je nachdem, aus welchem medizinischen Grund der Kaiserschnitt erfolgt, wird nun der Termin festgelegt oder die Klinik bietet dir die Möglichkeit an, auf das Einsetzen der Wehen zu warten.

Da im letzten Fall das Kind den Geburtsbeginn initiiert, ist dieses Vorgehen für dein Baby günstiger. So leiden Kinder, die erst nach dem Geburtsbeginn durch einen Kaiserschnitt zur Welt kommen, seltener unter Anpassungsstörungen, haben ein günstigeres Mikrobiom und demzufolge ein besseres Immunsystem.

Ist es in deiner Klinik nicht möglich, auf Wehen zu warten, obwohl du das gerne möchtest, bestünde jetzt noch die Möglichkeit, in eine Klinik zu wechseln, die mit diesem Vorgehen einverstanden wäre. Ansonsten wird der Termin für einen geplanten Kaiserschnitt in den meisten Kliniken etwa eine Woche vor dem errechneten Geburtstermin festgesetzt.

Frage bitte nach, ob dies in der Klinik deiner Wahl auch so gehandhabt wird. Normalerweise gehen die Ärzte ab einer Woche vor dem errechneten Geburtstermin davon aus, dass dein Kind reif genug für das Leben außerhalb der Gebärmutter ist. Ein früherer Termin ist riskant.

Babys, die zu früh geboren werden, haben ein höheres Risiko, nach der Geburt unter einer Anpassungsstörung zu leiden. Das klingt harmlos, ist es aber nicht. Es meint, dass die Lungen des Babys noch nicht reif genug für ein Leben außerhalb der Gebärmutter sind. Dabei erlebt das Baby nach der Geburt Atemnot und muss womöglich auf die Neugeborenenintensivstation verlegt werden.

Die Anästhesie

Im Gespräch mit der Anästhesie wird die Narkoseart festgelegt. In der Regel erfolgt ein geplanter Kaiserschnitt in Spinalanästhesie. Dabei kannst du wach bleiben und die Nebenwirkungen für dich und dein Baby sind am geringsten.

Bei einem Notkaiserschnitt erfolgt die Operation in Vollnarkose. Auch bei geplanten Eingriffen ist theoretisch eine Vollnarkose möglich, wird aber wegen der höheren Risiken meistens vermieden.

Bonding erfragen

Nach der Geburt kommt dein Baby sofort zu dir auf die Brust und ihr könnt gemeinsam kuscheln und euch kennenlernen. Frage in der Klinik deiner Wahl nach, ob das Bonding direkt im OP-Saal angeboten wird.

Es gibt leider immer noch Kliniken, die das direkte Bonding nach einem Kaiserschnitt nicht ermöglichen.

Wird das Bonding direkt im OP–Saal angeboten, bekommt die Mutter im Rahmen der OP-Vorbereitung eine Art Bonding-Schlauch bzw. Bonding-Top angezogen. Hier hinein wird das Baby nach der Geburt gelegt, damit es nicht herunterfallen kann. In manchen Kliniken kann die Mutter auch ein eigenes Top mitbringen.

Vor dem Kaiserschnitt

Bei einem geplanten Kaiserschnitt findest du dich am Abend vor dem OP-Termin oder am Morgen in der Klinik ein. Soll der Wehenbeginn abgewartet werden, meldest du dich, sobald du die ersten regelmäßigen Wehen spürst oder im Falle eines Blasensprungs. Informiere die Klinik lieber etwas früher als später, denn so bleibt den Ärzten mehr Zeit, sich zu organisieren.

Wichtig ist, dass du am Abend vor dem geplanten Kaiserschnitt nur eine kleine Mahlzeit zu dir nimmst und am Morgen der Operation nicht frühstückst. Auch Kaugummis, Zigaretten oder Getränke sind nicht erlaubt.

Je nach laufendem Operationsprogramm oder zusätzlichen eiligen Kaiserschnitten kann es möglich sein, dass du noch etwas warten musst, bis du an die Reihe kommst. In diesem Fall kannst du unter Umständen eine Infusion erhalten, falls dein Hunger zu stark wird.

Nach deiner Aufnahme bzw. am Morgen der Operation wird ein CTG geschrieben. Falls dein Kaiserschnitt wegen einer Beckenendlage deines Babys geplant wurde, wird seine Lage mit dem Ultraschallgerät kontrolliert, denn manche Babys drehen sich im letzten Moment. Dann könnte der Kaiserschnitt abgesagt werden.

Wenig später ziehst du ein Kliniknachthemd an, setzt eine OP-Haube auf und eine Infusionsnadel wird in deinen Handrücken gelegt. Im Bereich der späteren Narbe werden deine Haare rasiert, falls du das zu Hause nicht schon selbst erledigt hast, was ich empfehle.

Ist im OP-Saal alles vorbereitet, wirst du mit deinem Bett in den OP-Saal geschoben. Dort wirst du gebeten, dich auf den Operationstisch zu setzen, damit der Anästhesist die Spinalanästhesie legen kann. Dazu solltest du deinen Rücken so rund wie möglich beugen. Das Legen der Anästhesie ist vielen Frauen unangenehm, aber tut in der Regel nicht weh. Nur in Ausnahmefällen ist eine Vollnarkose notwendig, weil das Legen der spinalen Anästhesie nicht möglich ist.

Nachdem das Medikament zu wirken beginnt, wirst du auf den OP-Tisch gelegt und mit sterilen Tüchern abgedeckt. Auf Höhe deiner Brust wird ein Sichtschutz angebracht, damit du nicht auf das Operationsgeschehen blickst. Neben dir sitzt normalerweise dein Partner, der hinzugerufen wird, sobald die Vorbereitungen beendet sind. Außerdem befinden sich an deinem Kopfende der Anästhesist und ein Pfleger. Auf der anderen Seite des Tuches stehen die Operateurin, ein Assistent, die OP-Schwester und die Hebamme, die das Baby in Empfang nimmt.

Das Baby auf den Kaiserschnitt vorbereiten

Vor dem Kaiserschnitt kannst du mit deinem Baby in Kontakt gehen und ihm mit leiser Stimme oder in Gedanken erklären, was nun gleich passieren wird. Während des Kaiserschnitts kannst du versuchen, in Kontakt mit deinem Baby zu bleiben. Vielleicht magst du ihm erklären, was das OP-Team gerade tut und dass es nun gleich zur Welt kommen wird. Besonders bei einem eiligen Kaiserschnitt kann es dir und deinem Baby helfen, wenn du dich deinem Baby zuwendest und das Außen ein Stück ausblendest. Vielleicht klingt das alles ein bisschen komisch für dich. Aber die meisten Babys spüren, wenn ihre Mutter sich ihnen innerlich widmet.

Die Bindung zu deinem Baby ist ein Prozess, der nicht erst mit der Geburt beginnt, sondern schon lange davor. Im Grunde ist die Art der Geburt für die spätere Bindung zu deinem Baby nicht sehr entscheidend. Viel mehr kommt es darauf an, dass ihr nach der Geburt möglichst ununterbrochen zusammenbleiben könnt.

Ideal ist es, wenn die Geburtsklinik das Bonding im OP-Saal unterstützt. Kommt es dennoch zu einer Trennung oder hast du den Eindruck, es braucht noch mehr, um eine gute Bindung zwischen dir, deinem Partner und dem Baby herzustellen, kannst du mit deinem Baby viel nackt kuscheln und das Babyheilbad, das ich auf Seite 56 erkläre, durchführen.

Der Kaiserschnitt beginnt

Vor dem Beginn der eigentlichen Operation testen die Ärzte, ob du richtig betäubt bist. Außerdem bekommst du durch die Nadel in deinem Arm ein Antibiotikum verabreicht. Dies ist eine Vorsichtsmaßnahme, damit später keine Infektionen deiner Bauchwunde auftreten.

Und dann geht es los. Schritt für Schritt wird deine Bauchdecke eröffnet. Nicht alle Schichten werden geschnitten. An manchen Stellen wird das Gewebe gedehnt oder gerissen. Dadurch können die Ärzte schneller operieren und die Wundheilung verläuft in der Regel unkomplizierter. Es kann sein, dass du dabei ein Ruckeln spürst, aber Schmerzen sollten nicht auftreten. Nachdem die Gebärmutter eröffnet wurde, kommt es zur Geburt des Köpfchens. Da die Öffnung des Bauchraums und der Gebärmutter bei einem Kaiserschnitt möglichst klein gehalten wird, stellt hier, wie bei der natürlichen Geburt, die Geburt des Kopfes den schwierigsten Teil dar. Dazu geht der Operateur mit der Hand in die eröffnete Gebärmutter ein, legt sie unter den Kopf des Babys und leitet den Kopf zur Öffnung in der Gebärmutter. Gleichzeitig spürst du Druck von oben auf deinen Bauch, um die Geburt des Kopfes zu unterstützen. Die meisten Frauen bemerken dabei ein Ruckeln.

Ist der Kopf geboren, folgt direkt der Körper. Dann nimmt die Hebamme dein Baby mit einem vorgewärmten Tuch entgegen. Geht es deinem Baby gut, kann es, nachdem seine Nabelschnur durchtrennt wurde, sofort zu dir auf die Brust oder ins Bonding-Tuch. Idealerweise sollte die Nabelschnur auspulsieren. In manchen Kliniken wird das Neugeborene nach der Geburt von der Hebamme oder dem Kinderarzt untersucht.

Ist ein Bonding im OP-Saal nicht vorgesehen, was es eigentlich gar nicht mehr geben sollte, bringt die Hebamme dein Baby in den Kreißsaal, untersucht es dort und kleidet es an. In diesem Fall kann dein Partner mit dem Baby bonden. Dazu kann er oder sie das nackte, noch nicht angekleidete Baby zu sich auf die unbekleidete Brust nehmen. Bist du aus dem Operationsaal zurück, kann dein nacktes Baby direkt auf deine Brust gelegt werden.

Durch den direkten Körperkontakt erfolgt die Ausschüttung des Liebeshormons Oxytocin, welches die Bindung zwischen Eltern und Kind verstärkt. Außerdem wird die Besiedlung der Haut des Babys mit der natürlichen Bakterienflora der Eltern angebahnt und der Geruch des Neugeborenen nach Fruchtwasser trägt zu einer noch innigeren Verbindung zwischen Eltern und Baby bei.

Nach dem Kaiserschnitt

Nach der Geburt wird dein Bauch Schicht für Schicht vernäht, was etwa 20 Minuten dauert. Zunächst kommt die Gebärmutter an die Reihe. Durch die damit verbundenen Bewegungen in deinem Bauchraum kann es passieren, dass dir schlecht wird. Deshalb ist es günstig, wenn du direkt nach dem Abnabeln deines Babys ein Mittel gegen Übelkeit bekommst.

Sobald alle Schichten deines Bauches verschlossen wurden, wird die Wunde verbunden. Insgesamt benötigt ein Kaiserschnitt etwa 45 Minuten. Nachdem die Tücher entfernt und mögliche Verschmutzungen abgewaschen wurden, wirst du in ein normales Bett umgelagert und zurück in den Kreißsaal oder den Aufwachraum des OP-Saals gebracht.

Während du dort überwacht wirst, kannst du dein Baby kennenlernen und mit dem Stillen beginnen. Wurde die erste Untersuchung, die U1, noch nicht durchgeführt, ist dafür jetzt Zeit. Die Hebamme muss dein Baby dazu nicht mitnehmen, sondern kann die U1 durchführen, während das Baby auf deiner Brust oder deinem Bauch liegt. Frage danach, ob dies in der Klinik deiner Wahl möglich ist.

Wiegen und Messen gehören nicht zur U1 und können später erfolgen, damit du und dein Baby in den ersten Stunden nach der Geburt nicht gestört werden. Babys verändern in den ersten Stunden nach der Geburt weder ihr Gewicht noch die Länge oder den Kopfumfang, sodass keine Notwendigkeit besteht, diese Messwerte sofort zu erheben.

Nun habt ihr euch schon ein wenig kennengelernt und nach etwa zwei Stunden wirst du auf die Wochenstation verlegt. Je nachdem, wie es dir geht, bleibst du hier zwischen drei und fünf Tagen. In der Regel bekommst du jetzt ein stärkeres Schmerzmittel, denn die Wundschmerzen, aber eventuell auch die Nachwehen können nun unangenehm werden.

Die Schmerzmittel, die dir in der Klinik angeboten werden, sind mit dem Stillen vereinbar. Verzichte nicht auf sie, denn erstens brauchst du dich nicht unnötig zu quälen und zweitens hemmen Schmerzen die Ausschüttung von Oxytocin, das auch für den Milchspendereflex zuständig ist.

Sobald du dich dazu in der Lage fühlst, kannst du dich nach dem Kaiserschnitt vorsichtig aufrichten und die ersten Schritte machen. Tue das bitte nicht allein. Eine Fachperson auf der Wochenstation wird dich anleiten und begleiten. Ich empfehle dir, dich deinen Umständen entsprechend regelmäßig und früh zu bewegen. Das unterstützt die Wundheilung. Aber überfordere dich dabei nicht.

Besonders schön ist es, wenn du die Möglichkeit hast, dich (vorab) um ein Familienzimmer zu bemühen. So können dein Partner und manchmal sogar das ältere Geschwister bei dir sein. Auf diese Weise könnt ihr von Anfang an als Familie zusammenwachsen.

Stillen und Bindung nach einem Kaiserschnitt

Wenn eine Kaiserschnittmutter die nötige Unterstützung beim Stillen erhält, kann sie genauso gut, erfolgreich und lange stillen wie Mütter, die eine unkomplizierte natürliche Geburt erlebt haben. Allerding müssen Kaiserschnittmütter durch die spezielle Situation häufiger mit Startschwierigkeiten wie Anlegeproblemen oder Schläfrigkeit des Babys rechnen.

Dazu kommt, dass sich die Ausschüttung der Stillhormone nach einem Kaiserschnitt von der einer Mutter, die auf natürlichem Weg geboren hat, unterscheidet. Das gleicht sich nach einigen Tagen wieder aus.

Es ist möglich, dass du zunächst Ruhe brauchst und müde bist, falls dein Kaiserschnitt nach langer und erschöpfender Geburtsarbeit stattgefunden hat. Auch Babys, die einige Stunden vor dem Entschluss zum Kaiserschnitt einer PDA ausgesetzt waren, können in den ersten 24 Stunden nach der Geburt etwas schläfriger sein als ein Baby, das diese Vorgeschichte nicht hat. Diese Babys benötigen eventuell mehr Zeit zum Stillen und beginnen möglicherweise später mit dem Stillen.

Doch ich möchte dir Mut machen. Oft helfen einfache Maßnahmen, wie Hautkontakt mit dem Baby und das Babyheilbad (kann mehrmals stattfinden), um ein schläfriges Baby in den ersten Tagen und Wochen immer wieder zum Stillen aufzuwecken.

Falls du während der Geburt viele Infusionen erhalten hast, könnte es sein, dass auch dein Baby einen Teil der Flüssigkeit aufgenommen hat. Dies könnte zu einem höheren Geburtsgewicht führen. In der ersten Zeit nach der Geburt scheiden Babys diese zusätzliche Flüssigkeit aus, jedoch kommt es dadurch zu einer scheinbar zu starken Gewichtsabnahme. Es kann sein, dass dir deshalb empfohlen wird, zuzufüttern. Du kannst in einer solchen Situation nachfragen, ob die Gewichtsabnahme bei deinem Baby eventuell diesem Umstand geschuldet sein könnte.

Solltest du später Stillschwierigkeiten bemerken, kannst du immer die Hilfe einer Stillberatung in Anspruch nehmen. Viele Kliniken haben zu diesem Zweck eine Stillambulanz eingerichtet. Es gibt aber auch freiberufliche oder sogar ehrenamtliche Stillberaterinnen, und die Krankenversicherungen übernehmen manchmal einen Teil oder sogar alle Kosten. In schwierigen Fällen kannst du eine Stillberaterin IBCLC hinzuziehen. Das ist eine medizinische Fachperson, die eine spezielle Ausbildung im Bereich der Stillberatung durchlaufen hat.

Ab wann kannst du nach einem Kaiserschnitt stillen?

Falls dein Kaiserschnitt in Vollnarkose erfolgte, kannst du mit dem Stillen beginnen, sobald du klar und orientiert bist. Dann ist das Narkosemittel in deinem Blut und ebenfalls in deiner Milch weitestgehend abgebaut. Hattest du einen Kaiserschnitt in Spinalanästhesie oder unter PDA, kannst du dein Baby anlegen, sobald es Interesse am Stillen zeigt. Babys, die stillen möchten, werden etwas unruhig, beginnen die Fäuste zu ballen, machen Suchbewegungen mit dem Köpfchen und versuchen, die Händchen in den Mund zu stecken. Diese sogenannten Stillzeichen signalisieren dir, dass es Zeit ist, die Brust anzubieten.

Vor allem die ersten Stillmahlzeiten sind für dein Baby wichtig, weil es durch das Kolostrum wertvolle Immunstoffe, Vitamine und Energie erhält, selbst wenn die Mengen noch gering sind. Außerdem ist deine Brust vor dem Milcheinschuss weich und für den kleinen Babymund gut zu erfassen. So kann das Baby in den ersten Tagen das „Andocken" üben und später besser mit den erschwerten Bedingungen des Milcheinschusses am dritten und vierten Tag umgehen. Bei Müttern, die ihr Baby in den ersten Tagen regelmäßig anlegen, verläuft der Milcheinschuss häufig sanfter oder fast unbemerkt.

Stillpositionen

Nach einem Kaiserschnitt kannst du grundsätzlich alle Stillpositionen nutzen, die dir schon vertraut sind. Wichtig ist, dein Baby eng an deinen Körper zu legen und möglichst die Narbe nicht zu berühren, weil das für dich schmerzhaft ist. Am günstigsten finde ich persönlich nach einem Kaiserschnitt liegende Stillpositionen. Dabei musst du manchmal ein bisschen kreativ sein, um das Baby mit dem Kopf ungefähr auf Höhe deiner Brustwarze zu positionieren, wenn du selbst im Bett liegst. Ein Stillkissen und weitere Kissen können dich unterstützen. Vor allem in babyfreundlichen Kliniken leiten dich in der Regel die Fachkräfte und Hebammen dabei an, dein Baby korrekt anzulegen. Das ist wichtig, damit deine Brustwarzen nicht wund werden.
Zögere nicht, dir das richtige Anlegen mehrmals zeigen zu lassen, denn es ist die beste Vorbeugung gegen wunde Brustwarzen. Solltest du dennoch merken, dass deine Brustwarzen z.B. kleine schmerzhafte Risse aufweisen oder gerötet sind, kannst du sie nach dem Stillen mit Lanolinsalbe behandeln oder spezielle Wundauflagen verwenden.

Das Wichtigste in Kürze

Falls du Zweifel an der Empfehlung zum Kaiserschnitt hast, kannst du dir, falls ausreichend Zeit vorhanden ist, eine Zweitmeinung einholen. So kannst du dir sicher sein, dass dein wiederholter Kaiserschnitt wirklich unumgänglich war.

Zum Kaiserschnitt selbst könntest du eine Klinik auswählen, die einen bindungsorientierten Kaiserschnitt anbietet. So hast du mit deinem Baby einen möglichst sanften Start.

Bei geplanten Eingriffen kannst du nach Möglichkeit abwarten, bis dein Körper und dein Baby von selbst den Start zur Geburt geben.

Auch bei einem Kaiserschnitt lohnt es sich, einen Geburtsplan mit deinen Wünschen für den Kaiserschnitt zu erstellen. Dazu können auch bei einem Kaiserschnitt atmosphärische Wünsche gehören wie Musik im OP-Saal.

Nicht zuletzt hilft es dir und deinem Baby, wenn du dich innerlich auf den Kaiserschnitt einstimmst und dazu mit deinem Baby in Kontakt gehst. Das kannst du selbst dann tun, wenn der Kaiserschnitt relativ zeitnah erfolgen muss. Vielleicht kannst du, falls es sich nicht um einen akuten Notfall handelt, um ein wenig Zeit für dich und dein Baby bitten, um dich innerlich auf die neue Situation einzustellen.

Auch nach einem Kaiserschnitt ist es möglich zu stillen. Der Stillstart kann jedoch etwas erschwert sein. Mit einer guten Stillunterstützung stillen Kaiserschnittmütter in der Regel genauso lange und erfolgreich wie Mütter nach einer natürlichen Geburt.

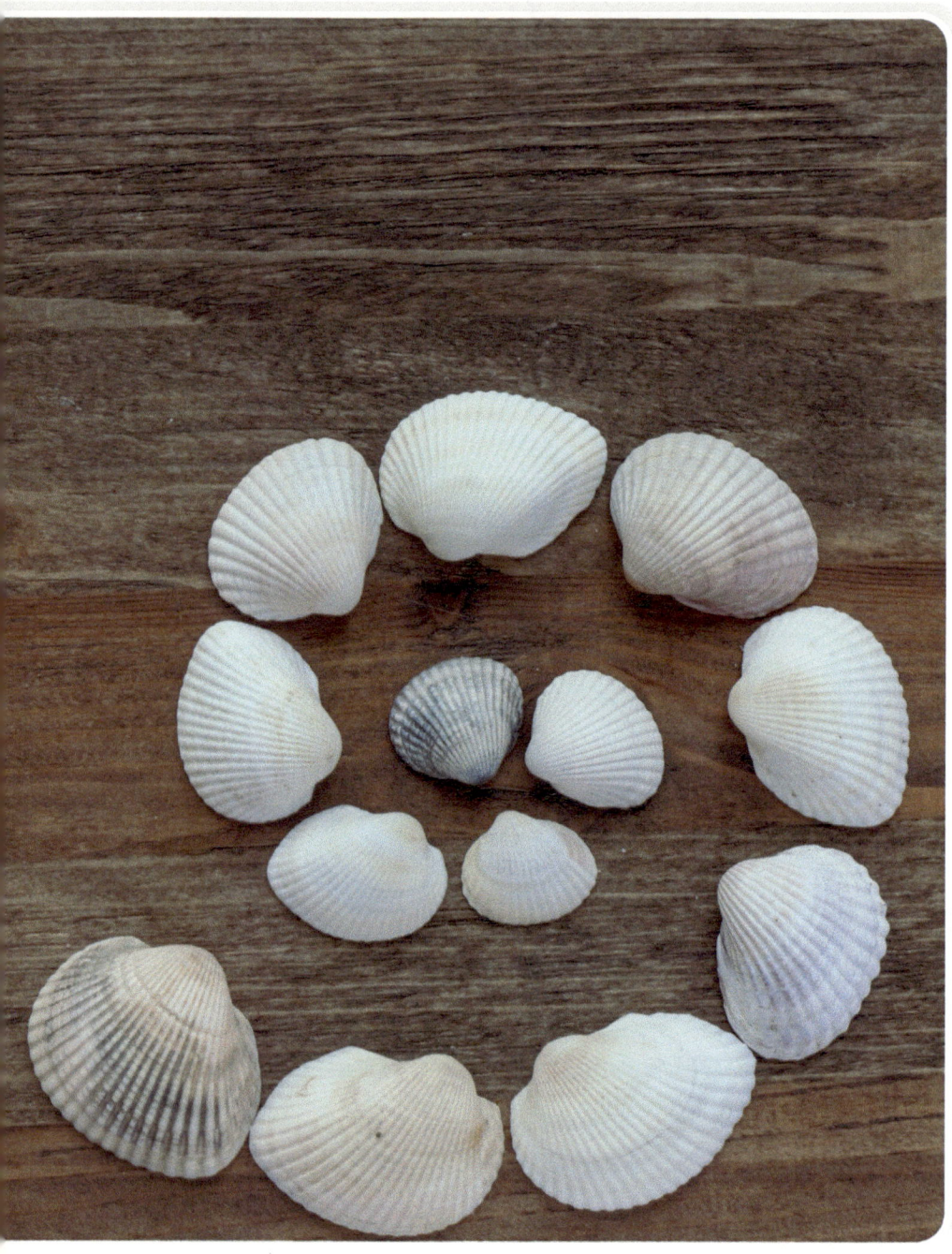

FÜR LEBENSPARTNER UND ANDERE PERSÖNLICHE BEGLEITER

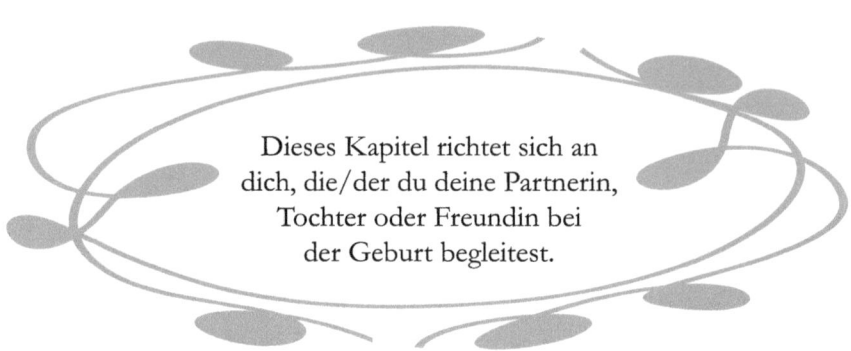

Dieses Kapitel richtet sich an
dich, die/der du deine Partnerin,
Tochter oder Freundin bei
der Geburt begleitest.

Ruhe, Zeit und Geborgenheit

Eine gute Geburt braucht Ruhe, Zeit und Geborgenheit. Nur dann schüttet unser Körper die für die Geburt verantwortlichen Hormone aus.

Ist eine Mutter während der Geburt unruhig oder ängstlich und verliert das Gefühl, sicher zu sein, setzt der Körper Stresshormone frei. Sie versetzen den Menschen in die Lage zu fliehen oder zu kämpfen und stoppen automatisch die Geburt. Es kann sogar passieren, dass sich ein bereits geöffneter Muttermund wieder schließt. Aus diesem Grund lassen bei vielen Frauen auf der Fahrt in die Klinik die Wehen nach. Frauen können das leider nicht beeinflussen.

Gar nicht selten melden sich die Stresshormone auch während der Geburt, zum Beispiel wenn fremde Menschen den Raum betreten, die Tür offensteht oder Hektik und Unruhe auf dem Gang vor dem Kreißsaal wahrgenommen werden. Auch hier können die Wehen nachlassen oder die Geburt stoppt.

Manchmal werden in diesem Fall künstliche Wehenmittel verabreicht, die das fragile hormonelle Gleichgewicht weiter beeinflussen und zusätzliche Eingriffe nach sich ziehen können.

Das bedeutet, für eine gute und sichere Geburt sollte eine Frau ihr Kind dort zur Welt bringen, wo sie persönlich loslassen kann und sich wohlfühlt. Das Bedürfnis nach einem kuscheligen Rückzugsort für die Geburt liegt in unserer menschlichen Natur.

Dein Wunsch / Ihr Wunsch, oder?

Ist es dein ehrlicher Wunsch, deine Partnerin, Tochter oder Freundin bei der erwünschten natürlichen Geburt zu begleiten und zu unterstützen?

Sprecht gemeinsam über eure Wünsche und Vorstellungen rund um die Geburt.

- *Was wünscht sich deine Partnerin von dir?*

- *Was braucht sie?*

- *Welche Rolle möchtest du einnehmen?*

- *Was kannst du tun, um den Raum der Geburt zu schützen?*

Es ist wichtig, dass ihr diese Fragen offen diskutiert und Alternativen findet, falls du dir nicht vorstellen kannst, die Begleitung zu übernehmen. Es ist besser, dieser Umstand ist vorher besprochen, als dass er sich während der Geburt zeigt.

Vielleicht plagen dich auch Ängste. Natürlich steht die Sicherheit für Mutter und Kind an erster Stelle, doch gibt es falsche Vorstellungen zu den angeblichen Gefahren einer natürlichen Geburt nach Kaiserschnitt. Falls du ein Zahlenmensch bist, findest du zu den Risiken und Chancen einer natürlichen Geburt nach Kaiserschnitt ausführliche Daten am Ende des Buches.

Manches aber kann nur schwer in Zahlen bemessen werden und spielt trotzdem eine Rolle, wie die körperliche Unversehrtheit der Frau, die vereinfachte Bindung oder der positive psychologische Effekt des Gebärens statt eines passiven Entbundenwerdens.

> Falls du bei der Geburt dabei sein willst, dann möchte ich dir im Folgenden ein paar Anregungen geben, wie du deine Partnerin unterstützen kannst.

Zuversicht und Schmerz

Ich habe oben erklärt, dass es bei einer Geburt auf Zeit, Ruhe, Geborgenheit und Zuversicht ankommt. Das betrifft jedoch nicht nur die Gebärende. Auch deine Zuversicht und deine positive Einstellung zur Geburt sind eine wichtige Ressource.

Vor allem mit einem Kaiserschnitt in der Vorgeschichte kann es vor oder während der Geburt passieren, dass genau diese Gefühle plötzlich verschwinden. Dann braucht deine Partnerin einen Menschen an ihrer Seite, der an sie glaubt und ihr über diese Klippe hilft.

Bei fast jeder natürlichen Geburt gibt es diesen Moment, wo eine Frau einfach nur noch flüchten möchte, glaubt, ohne die Hilfe von Schmerzmitteln nicht mehr weiter zu können. Vielleicht beginnt sie, alles und jeden im Raum zu verfluchen. Nimm das bitte nicht persönlich. Und vor allem, lass dich davon nicht anstecken, sondern versuche in diesem Moment der Fels in der Brandung zu sein.

Verlangt deine Partnerin in diesem Moment nach einer PDA, ist das natürlich eine schwierige Situation. Woher sollst du wissen, ob diese Bitte der Phase der Geburt geschuldet ist oder ob es deiner Partnerin tatsächlich ernst mit diesem Wunsch ist? Wahrscheinlich habt ihr über die Geburt gesprochen und sicherlich weißt du, welche Schmerzmittel für deine Partnerin eine Option sind oder ob sie sich gewünscht hat, ohne jegliche medikamentöse Schmerzerleichterung durch die Geburt zu gehen.

Bestand dieser Wunsch, versuche nach Möglichkeit, deine Partnerin zu motivieren, beispielsweise durch Sätze, wie „Du machst das ganz super". Massiere sie, wenn sie das mag, und ermutige sie mit wenigen, ruhigen und sanften Worten, noch ein bisschen durchzuhalten. Im Kapitel zu den natürlichen Möglichkeiten des Umgangs mit dem Geburtsschmerz ab Seite 126 zeige ich Alternativen zur PDA auf.

Eine PDA kann zwar manchmal ein Segen, aber genauso der Einstieg in eine so genannte Interventionskaskade sein. Vielleicht wollt ihr vorher ein Passwort vereinbaren, mit dem die Frau anzeigen kann, dass es ihr mit dem Wunsch nach der PDA, dem Kaiserschnitt oder einer anderen Maßnahme wirklich ernst ist. Nehmen wir an, euer Passwort lautet „Hamster". Dann könnte euer Gespräch so aussehen: „Möchtest du ganz wirklich die PDA? Oder hat dich der Mut verlassen und du möchtest, dass wir dich bestärken und mit dir stark sind? Oder ist das jetzt der Hamster?" Wenn die Gebärende meint, es sei ein Hamster, dann sollten ihre Wünsche nach den eigentlich ungewollten Interventionen erfüllt werden.

Den Raum der Geburt schützen

Die Aufgabe des Geburtsbegleiters ist es, den Raum der Geburt zu schützen. Das bedeutet, dass im Raum – außer bei medizinischen Eingriffen – kein grelles Licht leuchtet, die Tür stets geschlossen ist und sich keine Personen im Raum befinden, die dort nichts verloren haben. Auch laute Gespräche oder eine Person, die viel redet, können kontraproduktiv für den Fortgang der Geburt sein.

Auf die Intimsphäre achten

Manchmal muss es schnell gehen oder durch Bewegungen ist eine Gebärende weitgehend unbedeckt. Abgesehen davon, dass es manchmal doch etwas kälter sein kann, fühlt sich keine Frau wohl, wenn ihre intimsten Körperstellen nicht geschützt sind. Es ist wichtig, dass die Begleitperson diesen Umstand im Blick hat und die Mutter in fremder Umgebung in solch einem Fall mit einem Handtuch oder Laken zudeckt.

Auf die körperlichen Grundbedürfnisse achten

Es kann sein, dass eine Frau in die Geburtsarbeit versunken ist. Vielleicht ist sie dann nicht in der Lage, aktiv zu äußern, ob sie es zu kalt oder zu warm hat oder ob sie hungrig und durstig ist. Du kannst deine Partnerin, falls sie das möchte, mit warmen Socken, einer Wärmflasche im Rücken, einer Decke oder einem kühlen Waschlappen versorgen. Biete ihr Wasser, Saft oder Tee zum Trinken und/oder etwas Leichtes zum Essen an. Vielleicht habt ihr Traubenzucker oder Schokolade dabei?

Ein Spruch erfahrener Geburtshelfer lautet: Volle Blase = Wehenbremse. Es wäre demnach gut, wenn du deine Partnerin ab und zu daran erinnerst, die Blase zu leeren.

Auf die Atmung achten

Gerade bei Ablenkung, wenn eine Frau untersucht wird oder sie eine besonders kräftige Wehe überrollt, kann es sein, dass sie aus dem Atemrhythmus gerät. In diesem Moment ist es hilfreich, wenn du danach langsam, tief und ruhig gemeinsam mit ihr atmest. Der Atem ist wichtig, damit deine Partnerin bei sich bleibt und das Baby gut mit Sauerstoff versorgt wird.

Die wertvollen Wehenpausen nutzen

Das Wichtige an der Geburt sind nicht nur die Wehen, sondern auch die Pausen. In der aktiven Phase der Geburt ist zwischen den Wehen Entspannung angesagt. Es wird kaum gesprochen. Manche Frauen schlafen zwischen den Wehen sogar ein.

Du kannst deine Partnerin dabei unterstützen, sich zwischen den Wehen zu entspannen, indem du sie zu ruhigem Atmen anleitest, ihre Arme, Schultern, Nacken und Rücken mit sanftem Druck ausstreichst und darauf achtest, dass sich auch ihr Gesicht wieder entspannt.

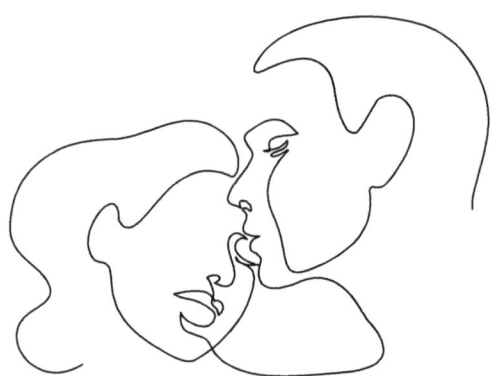

Für manche Frauen sind Zärtlichkeiten zwischen den Wehen hilfreich, denn durch die Ausschüttung der körpereigenen Glückshormone werden die Schmerzen gelindert und der Muttermund kann sich schneller öffnen. Doch nicht jede Frau mag das während der Geburt.

Im Moment einer Wehe mögen viele Frauen eine kräftige Druckmassage der Kreuzbeingegend. Du kannst bei jeder Wehe auf diese Weise eine Art Gegendruck aufbauen. Besonders, wenn deine Frau die Wehen in diesem Bereich sehr stark spürt, ist das eine große Hilfe.

Deine Partnerin schützen

Während einer Wehe sollte niemand, auch keine Ärztin, deine Partnerin ansprechen. In diesem Moment kann sie das Gesagte nicht aufnehmen, sondern durch die Ansprache aus dem Rhythmus gebracht werden. Zwischen den Wehen muss deine Partnerin Kraft schöpfen, die Muskeln entspannen und den Atem wieder vertiefen. Geburt ist schwere Arbeit, daher sollte deine Partnerin so wenig wie möglich gestört werden, aber doch alle Unterstützung erhalten, die sie braucht.

Sollten Eingriffe im Verlauf der Geburt notwendig erscheinen, achte darauf, dass deine Partnerin in die Entscheidung einbezogen wird und nichts ohne ihr Einverständnis geschieht.

Sollte ein medizinischer Eingriff erforderlich werden, kannst du die im Anhang auf Seite 181 zum Kopieren/Ausschneiden und Mitnehmen in den Kreißsaal vorgesehenen Fragen stellen:

- *Muss dieser Eingriff jetzt sofort sein?*

- *Welche Alternativen gibt es?*

- *Welche Risiken hat dieser Eingriff für die Mutter und für mein Kind jetzt sofort und für nachfolgende Schwangerschaften und Geburten?*

- *Was passiert, wenn man nichts tut?*

- *An dich und die Mutter selbst: Wie ist unser Gefühl zu diesem Eingriff?*

Falls deine Partnerin oder ihr gemeinsam eine Untersuchung oder einen Eingriff ablehnt, darf dieser auf keinen Fall gegen den Willen deiner Partnerin durchgeführt werden.

Fall jemand deine Partnerin unsanft untersucht oder versucht, bestimmte Eingriffe wie vaginale Untersuchungen, die Gabe von Medikamenten oder einem Dammschnitt gegen ihren Willen vorzunehmen, stelle dich auf die Seite deiner Partnerin und verlange ausdrücklich, dies zu unterlassen. Beteilige dich bitte nicht an Grenzüberschreitungen – auch nicht nach Aufforderung durch die Geburtshelfer, wenn du fühlst, dass es deiner Partnerin unangenehm ist. Manchmal werden die Väter z.B. gebeten, die Frau auf eine gewisse Art festzuhalten. Trau dich, deine Partnerin zu schützen und deine Solidarität mit ihr zu zeigen. Sie wird es dir später sicherlich danken.

Es kann in Kreißsälen leider passieren, dass Wünsche und Bedürfnisse von Frauen übergangen werden. Manche Frauen berichten auch über verbal und körperlich übergriffiges Verhalten von einigen Geburtshelfern. Dieses ist den Beteiligten leider oft nicht bewusst, sondern geschieht vermeintlich zum Wohle von Mutter und Kind. Fast immer erleben Frauen solche Begebenheiten als entwürdigend oder gar traumatisierend. Eine traumatische Geburtserfahrung kann weitreichende Folgen nicht nur für die Frau selbst, sondern für die gesamte Familie und für die Partnerschaft haben.

Leider können persönliche Begleiter der Mutter derartige Situationen trotz guter Vorbereitung nicht zuverlässig verhindern. Es gibt kein Patentrezept. Am besten kannst du deine Partnerin in einer solchen Situation durch bestimmtes Auftreten schützen.

Sollte es tatsächlich zu einer übergriffigen Situation gekommen sein, fertige möglichst ein Gedächtnisprotokoll an und sucht Hilfe und Unterstützung, zum Beispiel beim Verein Trauma Geburt e.V. Auch ein Brief an die gewalttätige Person kann hilfreich sein.

Denke an dich

Eine Geburt kann „ewig" dauern, sehr schnell gehen oder irgendwas dazwischen. Du kannst deine Partnerin nur dann gut unterstützen, wenn es dir auch selbst gutgeht.

Bist du müde oder hungrig, gönne dir bitte eine Pause. Manchmal ist es wichtig, sich eine Auszeit zu nehmen. Immerhin bist du kein Profi, sondern eventuell erst zum allerersten Mal bei einer Geburt dabei. Ausgeruht bist du eine bessere Unterstützung für deine Partnerin. Es ist ideal, wenn ihr für die Momente deiner eigenen Erschöpfung eine Ablösung organisiert habt.

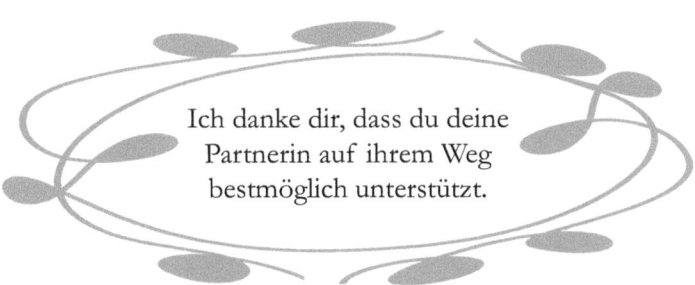

Ich danke dir, dass du deine
Partnerin auf ihrem Weg
bestmöglich unterstützt.

Das Wichtigste in Kürze

*Eine Geburt braucht Ruhe, Zeit, Sicherheit und Geborgenheit.
Nur dann schüttet der Körper diejenigen Hormone aus,
die für die Geburt förderlich sind. Anderenfalls werden
Stresshormone überwiegen und die Geburt stoppen.*

*Bei einer unbeeinflussten Geburt nach
Kaiserschnitt sind die Risiken überschaubar.*

*Habt ihr untereinander geklärt, ob es der ehrliche
Wunsch von dir und deiner Partnerin ist, dass du
bei der Geburt anwesend bist? Habt ihr über Eure
Wünsche und Bedürfnisse gesprochen? Es ist wichtig,
hier wirklich offen und ehrlich miteinander zu sein.*

*Deine Aufgabe ist es, den Raum zu schützen, auf die
Wahrung der Intimsphäre zu achten, für Ruhe zu sorgen,
Halt zu geben, den Rücken zu massieren, Zuversicht zu
vermitteln und in den Wehenpausen für Entspannung zu
sorgen. Es ist wichtig, im Falle einer übergriffigen Situation
konsequent an der Seite der Partnerin zu stehen.*

Vergiss dich selbst und deine Bedürfnisse nicht.

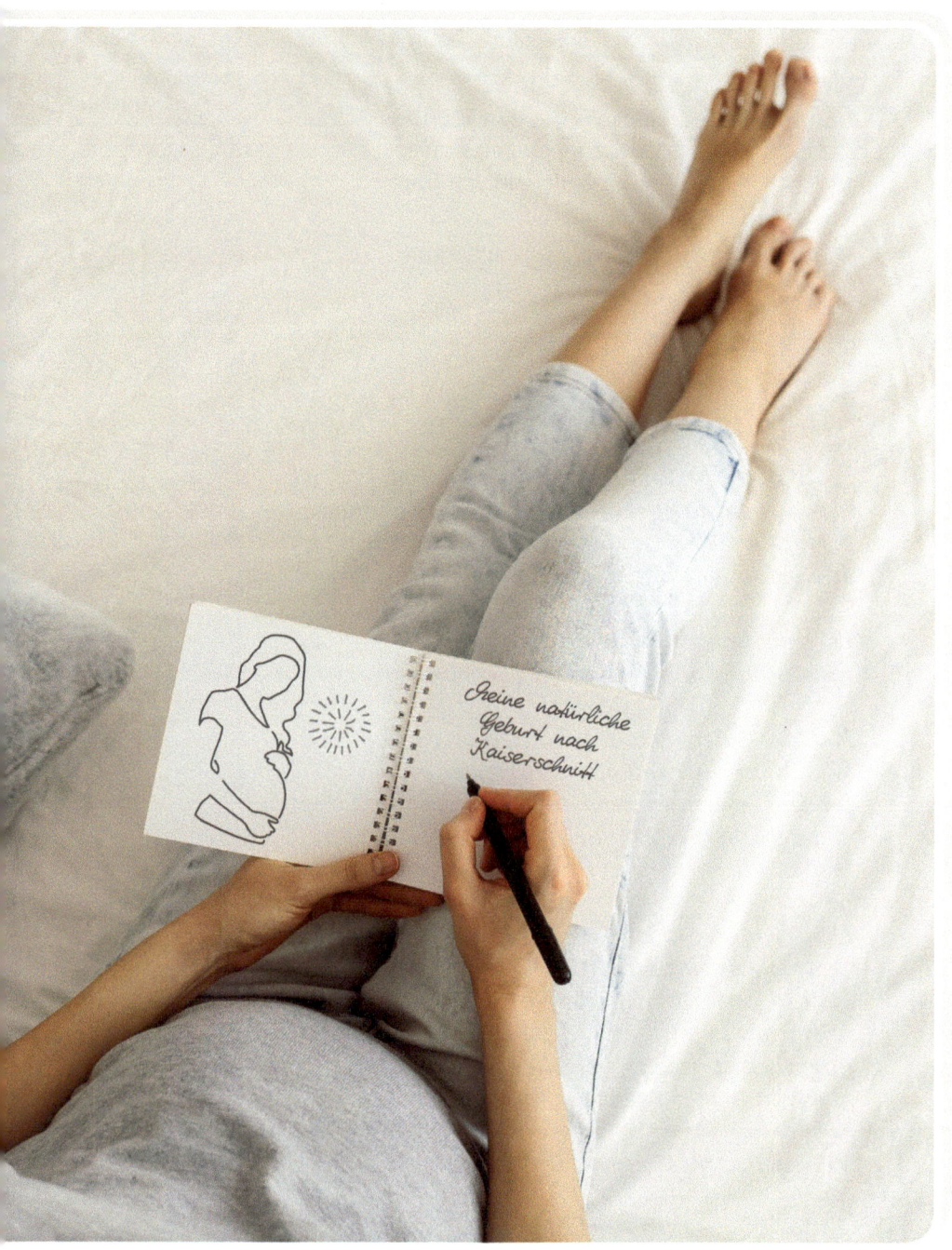

Deine natürliche
Geburt nach
Kaiserschnitt

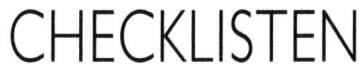

CHECKLISTEN

Checkliste Klinikqualität für VBAC

Ich habe in diese Checkliste möglichst viele Kriterien aufgenommen, die den Verlauf einer Geburt nach vorherigem Kaiserschnitt beeinflussen könnten. Bitte nutze diese Liste als Leitfaden. Sicherlich wird auch eine VBAC unterstützende Klinik nicht alle genannten Kriterien gleichermaßen gut erfüllen. Selbst eine Klinik, die sich um eine achtsame Geburtshilfe bemüht, kann Vorgehensweisen etabliert haben, die unter „VBAC zulassend" aufgeführt sind. Es geht immer um das große Ganze und um dein persönliches Gefühl.

Bereich/Thema	Die Klinik lässt VBACs lediglich zu ✘	Die Klinik unterstützt VBACs aktiv ✔
Vorgespräche	Das Geburtsplanungsgespräch beinhaltet vor allem Risikoaufklärung.	Im Vorgespräch werden zwar keine falschen Hoffnungen vermittelt, aber ermutigt.
Geburtsbeginn	Einleitung spätestens ab Tag x	Einleitung sehr zurückhaltend und nur, wenn wichtige medizinische Gründe vorliegen.
Geburts-einleitungs-versuche	Auch im Zustand nach Kaiserschnitt ist eine medikamentöse Geburtseinleitung an der Tagesordnung oder aber Einleitungsversuche werden rigoros abgelehnt oder mechanische Methoden werden nicht angeboten.	Einleitungsversuche werden möglichst vermieden, mechanischen Methoden wird der Vorzug gegeben.
geschätztes Gewicht des Kindes	Es gibt eine feste Gewichtsgrenze, bis zu der eine vaginale Geburt ermöglicht wird.	Nach Aufklärung wird die vaginale Geburt auch bei einem höheren geschätzten Gewicht des Babys unterstützt, wenn die werdende Mutter das möchte.

Bereich/Thema	Die Klinik lässt VBACs lediglich zu ✗	Die Klinik unterstützt VBACs aktiv ✓
Geburtsfortschritt	Es muss ein bestimmter Geburtsfortschritt in einer bestimmten Zeit erfolgen.	Wenn Mutter und Kind wohlauf sind, keine medizinischen Gründe dagegensprechen, darf die Mutter in ihrem eigenen Rhythmus gebären.
Dauer-CTG	Dauer-CTG obligatorisch	Herztonkontrollen in Abständen bevorzugt, solange alles in Ordnung ist, Eins-zu-eins-Betreuung.
Möglichkeit einer PDA und anderer Schmerzmittel	PDA wird streng abgelehnt oder strikt empfohlen.	PDA wird nach Bedarf eingesetzt, jedoch möglichst vermieden. Es werden alternative Methoden des Umgangs mit der Wehenkraft bevorzugt und die Mutter dabei unterstützt, aus eigener Kraft zu gebären.
Risikoaufklärung	Strenge Risikoaufklärung. Die Geburt nach einem Kaiserschnitt wird als risikoreich dargestellt.	Geburt wird in erster Linie als ein physiologisches Geschehen gesehen, das jede Mutter bewältigen kann.
	Der Ton in der Klinik bei der Aufklärung ist unter Umständen bevormundend und die Bedürfnisse der Mutter werden Klinikroutinen untergeordnet.	Das Gespräch verläuft wertschätzend und die Mutter wird in ihren Wünschen und Bedürfnissen gehört und ernst genommen.
	Es fallen Aussagen wie „generell machen wir das hier so und so".	Jede Schwangerschaft und jede Geburt werden individuell beurteilt und für jede Mutter wird nach dem besten Weg gesucht.
	Der wiederholte Kaiserschnitt wird sicherer dargestellt als eine VBAC. Die Mutter spürt eine Haltung pro Kaiserschnitt.	Die Risiken der VBAC und Risiken des wiederholten Kaiserschnittes werden in einem ergebnisoffenen Gespräch dargestellt, ohne den Versuch einer Beeinflussung.

Bereich/Thema	Die Klinik lässt VBACs lediglich zu ✕	Die Klinik unterstützt VBACs aktiv ✓
Möglichkeit, in der Wanne zu gebären	Nicht im Zustand nach Kaiserschnitt.	Geburt in der Wanne oder Wannenbesuch während der Wehen möglich.
Abstand zwischen den Geburten	Zwischen den Geburten muss ein Mindestabstand von x Monaten liegen.	Die Klinik begleitet die Mutter, wenn sie das möchte, auch bei einem kurzen Abstand zwischen den Geburten.
Geburt aus Beckenendlage oder Mehrlingsgeburten	In der Klinik werden keine vaginalen Geburten aus Beckenendlage oder Mehrlingsgeburten begleitet.	Die Klinik begleitet auch vaginale Geburten aus Beckenendlage oder bei Mehrlingsgeburten.
	Im Vorgespräch werden keine Kliniken benannt, an die sich die Mutter wenden kann, oder Vorgehen entsprechender Kliniken wird nicht weiterempfohlen.	Sollte die Klinik selbst keine Beckenendlage- oder Mehrlingsgeburten anbieten, werden auf Nachfrage wertfrei Alternativen benannt.
Geburt nach zwei Kaiserschnitten	Begleitung einer natürlichen Geburt nach zwei Kaiserschnitten wird abgelehnt oder es wird verlangt, sich bei der „ersten Wehe" in der Klinik vorzustellen.	Geburten nach zwei oder mehr Kaiserschnitten werden ermöglicht, nachdem die Situation und alle medizinischen Gegebenheiten individuell beurteilt wurden. Die Mutter kann auch nach zwei Kaiserschnitten zu einem Zeitpunkt in die Klinik kommen, an dem sie das Gefühl hat, sie braucht Unterstützung.
Sectiorate	Kleine Kliniken mit wenigen Geburten und hoher Sectiorate oder großes Perinatalzentrum mit sehr hoher Sectiorate (z.B. 40%) und mehr sollten hellhörig werden lassen.	Kleine Klinik mit niedriger Sectiorate oder großes Perinatalzentrum mit niedriger oder mittelhoher Sectiorate versprechen gute Chancen.

Bereich/Thema	Die Klinik lässt VBACs lediglich zu ✗	Die Klinik unterstützt VBACs aktiv ✓
Vorgehen bei erneutem Kaiserschnitt	Schneller Umstieg auf Kaiserschnitt bei ersten Anzeichen	Es wird versucht, der Mutter die vaginale Geburt zu ermöglichen.
	Bonding im OP nicht möglich	Bonding im OP wird ermöglicht.
	Bei geplantem Kaiserschnitt wird ein OP-Termin im Voraus festgelegt.	Der Wehenbeginn wird möglichst abgewartet oder der Kaiserschnitt so nahe wie möglich am errechneten Geburtstrmin durchgeführt, solange die medizinischen Voraussetzungen dies zulassen.
Babyfreundlichkeit	Die Klinik ist nicht babyfreundlich zertifiziert. Es gibt für die Babys ein getrenntes Kinderzimmer.	Mutter und Kind dürfen Tag und Nacht beisammen sein.
	Babys erhalten einen Schnuller.	Babys können nach Aufklärung der Eltern über die Vor- und Nachteile einen mitgebrachten Schnuller erhalten.
	Babys werden routinemäßig zugefüttert, weil die Milch der Mutter am Anfang lt. Aussage der Klinik zumeist nicht ausreicht.	Babys werden generell nicht zugefüttert, außer in medizinisch begründeten Fällen und nur mit dem Einverständnis der Eltern.
Ausstattung mit Ärzten	Belegärzte, die zur Geburt unter Umständen aus der Praxis hinzugerufen werden müssen.	Angestellte Ärzte arbeiten im Schichtdienst.
Ausstattung mit Hebammen	Eins-zu-eins-Betreuung selten machbar	Gute Personalsituation, Eins-zu-eins-Betreuung durch die Klinik zumindest angestrebt
Beleghebammen	Die Klinik hat keine Verträge mit Beleghebammen.	Es besteht die Möglichkeit, mit einer eigenen Beleghebamme in der Klinik zu gebären.

Bereich/Thema	Die Klinik lässt VBACs lediglich zu	✗	Die Klinik unterstützt VBACs aktiv	✓
Doulas	Doulas werden abgelehnt.		Doulas werden als eine Bereicherung wahrgenommen.	
Stimmung in der Klinik	Hektik, Unruhe, Stress wahrnehmbar		ruhige Atmosphäre	

Erweitert auf der Basis von Christina Bloedorn (siehe Literatur)

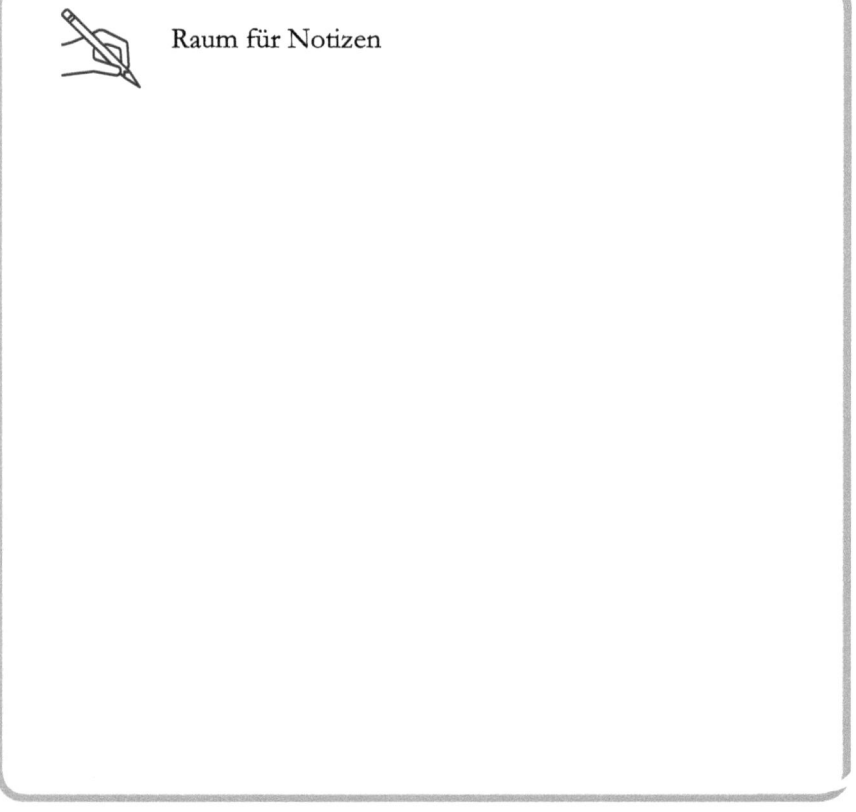

Raum für Notizen

Checkliste für die Hebammensuche

*Ganz wichtig: Du solltest dich in Gegenwart „deiner"
Hebamme wohlfühlen. Eine wichtige Frage wäre: Könntest
du in Gegenwart dieser Person alles von dir preisgeben
und dich öffnen, mit allem, was dich ausmacht?*

Die nächsten Fragen sind keine absoluten Indikatoren dafür, ob deine Hebamme für deine Begleitung geeignet ist. Aber je mehr der Fragen du mit **Ja** ✓ beantworten kannst oder deren Antworten auf eine weitgehende Betreuung hinweisen, desto eher wirst du in deinem Wunsch nach einer vaginalen Geburt nach Kaiserschnitt unterstützt und dabei kompetent begleitet.

- *Hat deine Hebamme Erfahrung mit der Begleitung
  von Geburten nach Kaiserschnitt(en)?*

_____

_____

- *Wie hoch schätzt diese Hebamme die Anzahl wiederholter
  Kaiserschnitte bei den Frauen, die sie begleitet hat, ein?*

_____

_____

- *Wie reagiert die Hebamme darauf, wenn
  du deine Ängste schilderst?*

_____

_____

- *Wann würde die Hebamme dich in die
  Klinik begleiten oder verlegen?*

  _____

  _____

- *Wie viele Frauen begleitet die Hebamme im gleichen Zeitraum mit dir?*

  _____

- *Würde die Hebamme, wenn eine außerklinische Geburt geplant
  ist, im Falle einer Verlegung mit in die Klinik kommen können?*

  _____

  _____

- *Wie lange würde dich die Hebamme bei
  Terminüberschreitung oder Übertragung begleiten?*

  _____

  _____

- *Hast du das Gefühl, deine Hebamme vertraut auf deine
  Gebärfähigkeit trotz deines vorherigen Kaiserschnitts?*

  _____

  _____

- *Stellt die Hebamme gewisse Vorbedingungen an die Begleitung oder macht Einschränkungen?*

- *Arbeitet die Hebamme mit Geburtskliniken zusammen und wenn ja, mit welchen?*

- *Hat deine Hebamme eine Vertretung im Krankheits- oder Urlaubsfall?*

- *Wie ist deine Hebamme zu erreichen? Hat sie feste Telefonzeiten?*

- *Kann deine Hebamme die Betreuung im Wochenbett übernehmen?*

- *Wie steht dein Partner/deine Partnerin zu deiner Hebamme? Ist die Beziehung zwischen beiden stimmig?*

- *Wie bezieht die Hebamme deinen Partner/deine Partnerin in die Geburtsvorbereitung und -begleitung ein?*

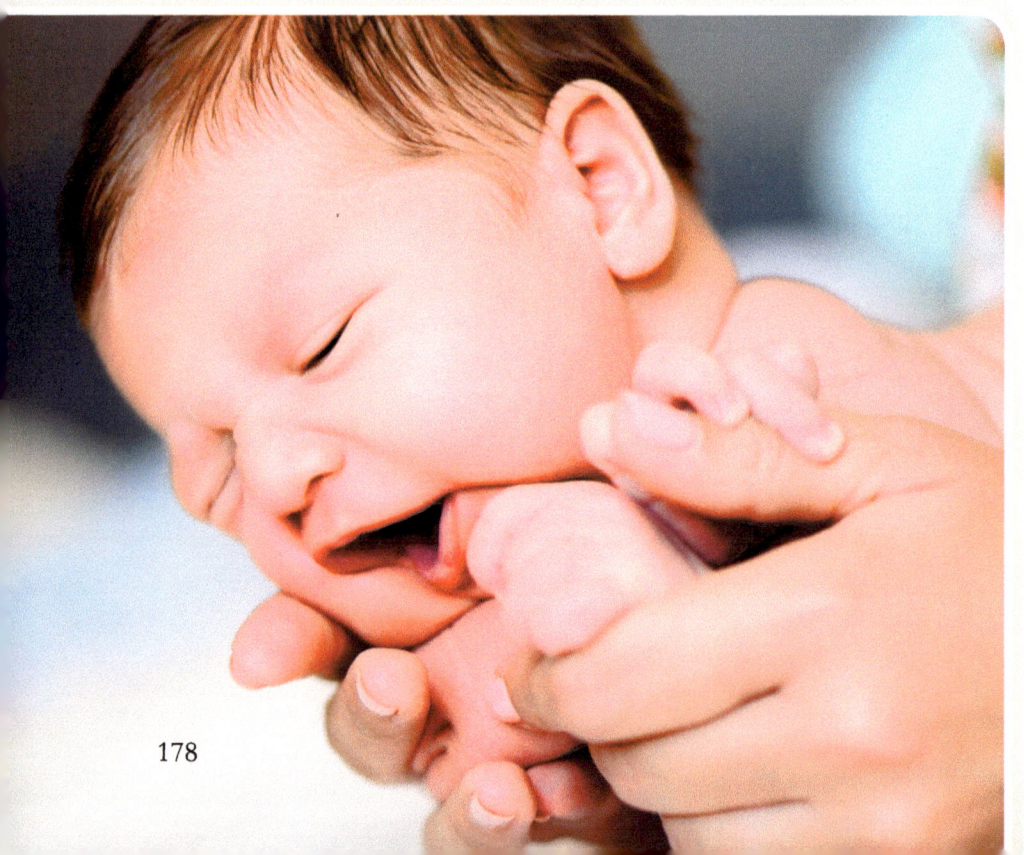

Checkliste

Kliniktasche
für die Geburt

Ausweise, Informationen

Personalausweis ☐

Versicherungskarte ☐

Mutterpass ☐

Allergiepass (falls vorhanden) ☐

Karte mit den Fragen für den Fall, dass Interventionen angeboten werden ☐

Wichtige persönliche Dinge

Brille (Kontaktlinsen eventuell entfernen) ☐

Persönliche Medikamente ☐

Kleidung

Bequeme Kleidung und ein Oberteil/Strickjacke, das/die sich nach vorne öffnen lässt ☐

2 Paar warme und rutschfeste Socken ☐

1 Handtuch, in welches das Baby gewickelt werden soll, wenn du das möchtest ☐

1 Decke oder 1 Handtuch, das du magst, um dich zu bedecken, damit deine Intimsphäre stets gewahrt bleibt ☐

Nahrung und Wohlfühlen

Snacks und Getränke, die leicht und schnell zu essen oder zu trinken sind und schnell Energie geben ☐

Musik, Kopfhörer ☐

Duftöle oder Massageöle, reines Lanolin für die Brustwarzen ☐

1 (elektrische) Kerze, um ein schönes Licht zu erzeugen ☐

1 Talisman oder etwas anderes, das du mit einem positiven Erlebnis verbindest oder damit, etwas geschafft zu haben ☐

Affirmationskarten ☐

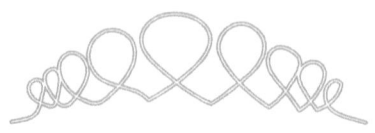

Checkliste Kliniktasche für das Wochenbett im Krankenhaus

Wichtige persönliche Dinge	
Kleingeld	☐
Schlüssel	☐
Handy	☐
Toilettenartikel	☐

Kleidung	
2 Nachthemden oder Schlafanzüge	☐
bequeme Hausschuhe	☐
2 bis 3 bequeme, weite Unterhosen	☐
1 bis 2 bequeme Still-BHs	☐
Eher weite Garderobe für den Heimweg (Schwangerschaftskleidung reicht meist)	☐
Kleidung für das Baby	☐

Sonstiges	
Stift und Papier	☐
1 schönes Buch	☐
	☐
_____	☐
_____	☐
_____	☐

Checkliste Interventionen

1. Muss dieser Eingriff jetzt **sofort** sein?

2. Welche **Alternativen** zum
geplanten Eingriff bestehen?

3. Welche **Risiken** hat dieser Eingriff für mich
und mein Kind jetzt gleich und welche bringt er für
nachfolgende Schwangerschaften und Geburten?

4. Was passiert, wenn man **nichts** tut?

5. Wie ist mein **Gefühl** zu diesem Eingriff?

Aus: Natürliche Geburt nach Kaiserschnitt von Dr. med. Ute Taschner
edition riedenburg, Salzburg

Fragen, die du/
deine Begleitung vor
Interventionen und
Eingriffen stellen
kannst/kann.

Checkliste Geburtsplan

Der Begriff „Geburtsplan" ist vielleicht etwas irreführend, weil er nahelegt, dass man irgendetwas an einer Geburt planen kann. Gemeint ist, dass bestimmte existierende Routinen für dich entweder nicht passend sein können und daher vermieden werden sollten oder andere von dir bevorzugt oder gewünscht werden.

Wenn du dich im Vorfeld mit deinen Vorlieben beschäftigst, kannst du das in Ruhe tun. Sie niederzuschreiben kann hilfreich sein, weil sie schriftlich hinterlegt werden können – bei dir persönlich, deinem Partner oder am Geburtsort.

Alle vorgeschlagenen Stichpunkte stammen aus realen Geburtsplänen und können Anregung und Inspiration sein.

Tipp

Halte deine Formulierungen möglichst neutral und respektvoll. Denke daran, dass viele Kliniken einige oder viele der aufgezählten Punkte bereits in ihren internen Kreißsaalrichtlinien als Standard festgelegt haben. Lote daher nach Möglichkeit im Vorgespräch aus, welche deiner Wünsche vielleicht schon fester Bestandteil der Begleitung in der Klinik deiner Wahl sind.

Weniger ist mehr. Konzentriere dich besser auf einige wenige Punkte, die dir besonders wichtig sind, als eine lange Liste zu erstellen. Eine kurze und knappe Übersicht wird eher gelesen und behalten, denn manchmal muss es schnell gehen oder deine betreuende Hebamme hat viel zu tun.

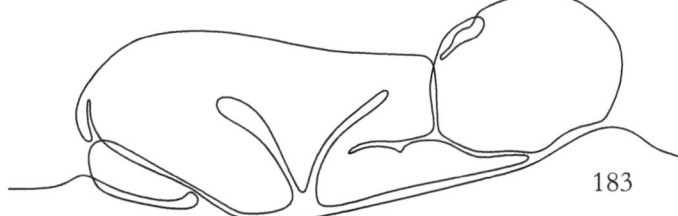

Meine Wünsche vor und während der Geburt

Stimmung im Kreißsaal

☐ nach Möglichkeit gedämpftes Licht

Ruhe und Privatsphäre

☐ Mir ist Ruhe besonders wichtig und ich möchte, dass nur wirklich notwendiges Personal den Kreißsaal betritt.

Handlungen und Eingriffe

☐ Ich möchte vorab Informationen über Handlungen und Eingriffe und will, dass diese nur auf Nachfrage ausgeführt werden (Ausnahme: absoluter Notfall).

Venenverweilkanüle

☐ Ich möchte kein routinemäßiges Legen eines Zugangs, außer, es besteht ein dringender medizinischer Grund.

☐ Ich gestatte das Legen einer Venenverweilkanüle.

Vaginale Untersuchungen

☐ möglichst wenige Untersuchungen und nur nach Absprache

Essen und Trinken

☐ … sollte in allen Kliniken erlaubt sein und braucht normalerweise nicht im Geburtsplan zu stehen.

Bewegung / Geburtsposition

☐ Ich bitte darum, auch aktiv angeleitet zu werden, verschiedene Positionen einzunehmen.

CTG

☐ Bitte keine ständige CTG-Überwachung, außer es besteht ein zwingender medizinischer Grund. Vielleicht ist ein mobiles CTG vorhanden und nutzbar?

Gabe von Wehenmitteln

☐ Meine Geburt soll im eigenen Rhythmus stattfinden und auf die Gabe von Mitteln zur Verstärkung der Wehentätigkeit soll möglichst verzichtet werden, außer in medizinisch begründeten Fällen.

Schmerzmittel

☐ Ich möchte keine Schmerzmittel angeboten bekommen.

☐ Ich möchte, dass mir Schmerzmittel aktiv angeboten werden.

☐ Ich wünsche mir eine PDA.

☐ Ich würde gerne auf eine PDA verzichten und wünsche, dass mir andere Möglichkeiten der Schmerzbewältigung angeboten werden.

Meine Wünsche nach der Geburt

Baby

☐ Ich möchte mein Baby nach der Geburt in meiner Geschwindigkeit kennenlernen und mir dafür Zeit lassen, bevor ich es selbst aufnehme.

☐ Mein Baby soll in ein besonderes, mitgebrachtes Handtuch gewickelt werden.

☐ Ich wünsche mir direkt nach der Geburt ungestörten Hautkontakt, Apgar-Test und U1 sollen nach Möglichkeit auf meiner Brust/auf meinem Bauch durchgeführt werden.

☐ Ich wünsche mir, in der ersten Zeit möglichst ungestört zu sein.

Geschlecht des Babys

☐ Das Geschlecht soll nicht genannt werden, ich möchte es selbst sehen.

Die Nabelschnur soll erst durchtrennt werden ...

☐ nachdem sie auspulsiert ist.

☐ nach fünf Minuten Wartezeit.

☐ nach der Geburt der Plazenta.

☐ nach dem Bonding.

☐ gar nicht

☐ nachdem sie, im Falle eines Kaiserschnitts, vor
dem Abnabeln ausgestrichen wurde.

☐ Mein Partner/Meine Begleiterin soll die Nabelschnur durchtrennen.

☐ Ich möchte die Nabelschnur durchtrennen.

Plazenta

☐ Es soll genügend Zeit zur Geburt der Plazenta sein, die von selbst
kommen darf. Es gibt keinen Zug an der Nabelschnur und keine
Manipulation an der Gebärmutter, sondern Stillen, Blase leeren und/
oder Akupunktur, solange kein medizinischer Notfall vorliegt.

☐ Die Plazenta soll mit nach Hause genommen werden.

☐ Plazenta und Nabelschnur sollen am Kind bleiben.

Keine Trennung vom Kind

☐ Ich möchte, dass alle Möglichkeiten ausgeschöpft werden,
um eine Trennung vom Kind zu vermeiden.

späte U1

☐ Ich wünsche mir, dass die U1 erst nach dem Bonding durchgeführt wird.

Baden/ Anziehen des Babys

☐ Ich möchte nicht, dass mein Baby nach der Geburt
gewaschen und angezogen wird.

Untersuchung des Babys

☐ Eine Untersuchung soll bitte nur in Anwesenheit von mindestens einem
Elternteil durchgeführt werden außer in einem medizinischen Notfall.

Im Falle eines Kaiserschnittes

Wehenbeginn

☐ Wenn medizinisch vertretbar, soll bitte der Wehenbeginn bei geplantem Kaiserschnitt abgewartet werden.

Blasenkatheter

☐ Der Blasenkatheter soll bitte erst nach der Betäubung gelegt werden.

Beteiligung der Mutter am Kaiserschnitt

☐ Ich wünsche mir, dass beim Kaiserschnitt bei der Entwicklung des Kindes das Tuch abgesenkt wird.

☐ Ich möchte zum Mitdrücken aufgefordert werden.

Bonding im OP

☐ Ich möchte, dass mein Baby nach der Geburt direkt zu mir kommt oder, wenn das nicht möglich ist, sofort meinem Begleiter/ meiner Begleiterin auf die nackte Brust gelegt wird.

Rolle des Partners/der Partnerin

☐ Ich bitte darum, dass mein Baby nach der Geburt zu meinem Begleiter/meiner Begleiterin kommt, sollte ich nicht dazu in der Lage sein, mein Baby bei mir zu haben.

Nabelschnur

☐ Die Nabelschnur soll bitte so lange wie möglich auspulsieren oder zum Baby hin ausgestrichen werden.

Wochenbett

Sauger/Schnuller

☐ möglichst kein Sauger/Schnuller

Zufüttern

☐ möglichst nicht und wenn zwingend notwendig, nur nach Aufklärung und Absprache mit den Eltern

Relative und absolute Kaiserschnittindikationen und mögliche Handlungsalternativen

Relative Kaiserschnittindikationen, betrifft rund 90 Prozent aller Kaiserschnitte

Indikation	Frage	Bemerkung	Alternatives Vorgehen
Das Kind ist für eine natürliche Geburt zu groß/schwer, das geschätzte Gewicht beträgt mehr als vier Kilogramm.	Wie groß und schwer waren die Eltern der Mutter? Wie groß und schwer sind die Geschwister des Babys? Ist das Baby gut proportioniert oder eher kurz und dick?	Gewichtsschätzungen im letzten Schwangerschaftsdrittel können bis zu 15% abweichen. Allein auf Basis der geschätzten Größe des Kindes sollte kein geplanter Kaiserschnitt durchgeführt werden.	Tastuntersuchung zur Gewichtsschätzung, Zweitmeinung, ggf. Geburtsbeginn abwarten und bei fehlendem Fortschritt Kaiserschnitt
Zwei oder mehr Kaiserschnitte in der Vorgeschichte	Aus welchen Gründen wurden die Kaiserschnitte durchgeführt? Möchte die Mutter evtl. noch weitere Kinder haben?	Das Risiko einer vaginalen Geburt nach zwei Kaiserschnitten ist kaum höher als nach einem Kaiserschnitt. Vor allem, wenn es bereits eine natürliche Geburt gab, stehen die Chancen auf eine weitere vaginale Geburt sehr gut.	Zweitmeinung einholen, ob andere Klinik / Arzt die Begleitung übernehmen würde. Ist dies nicht möglich, dann geplanter Kaiserschnitt nach Wehenbeginn oder natürliche Geburt beginnen und Umsteigen auf einen erneuten Kaiserschnitt, sobald sich Komplikationen andeuten.

Indikation	Frage	Bemerkung	Alternatives Vorgehen
Das Kind liegt mit dem Kopf oder Steiß noch hoch und scheint nicht bereit zur Geburt.	Hat das Kind noch viel Platz im Bauch?	Gerade bei Zweit- und Drittgebärenden liegen die Köpfe der Kinder vor dem Geburtsbeginn oft hoch. Entscheidend ist die Lage des Kindes bei echtem Geburtsbeginn.	Abwarten
Die Wehen setzen nicht ein und der errechnete Termin ist überschritten.	Wurde der Termin korrekt berechnet oder gab es eine (späte) Veränderung des Termins? Wieviel Fruchtwasser ist vorhanden? Wie sieht die Plazenta aus? Wie sind die Kindsbewegungen? Was für ein Gefühl hat die Mutter?	Die alleinige Überschreitung des errechneten Geburtstermins ist kein Grund für eine Einleitung oder einen erneuten Kaiserschnitt. Von Übertragung spricht man erst, wenn der Termin um 14 Tage überschritten wurde. Besonders nach einem Kaiserschnitt sollten Einleitungsversuche nur stattfinden, wenn medizinische Gründe dies erforderlich machen. Einleitungsversuche sind auch nach einem Kaiserschnitt möglich, erhöhen aber unter Umständen das Rupturrisiko.	Abwarten. Kohlenhydratarme Kost, siehe Seite 99. Wenn Einleitungsversuch, dann möglichst mit mechanischen Methoden wie der Kathetermethode.

Indikation	Frage	Bemerkung	Alternatives Vorgehen
Blasensprung ohne Wehenbeginn	Wie sind die Entzündungswerte im Blut der Mutter/ die Körpertemperatur der Mutter/ das CTG?	Bei einem Blasensprung ohne Wehenbeginn sollte auf vaginale Untersuchungen verzichtet werden, um den Eintrag von Keimen zu vermeiden und der Mutter dadurch eine größere Zeitspanne bis zu notwendigen Eingriffen zu verschaffen.	Unter engmaschiger Kontrolle (Entzündungswerte, Temperaturkontrolle, CTG) sollte man möglichst den Wehenbeginn abwarten und auf vaginale Untersuchungen verzichten.
Das Kind liegt in Beckenendlage.	Kommt eine äußere Wendung noch in Frage? Gibt es eine erreichbare Klinik, die sich auf Geburten aus Beckenendlage (BEL) spezialisiert hat?	Auch nach einem Kaiserschnitt ist bei andernfalls guten Rahmenbedingungen (geschätztes Gewicht nicht zu hoch, proportioniert, keine gestreckten Beine) eine vaginale Geburt aus BEL möglich.	Versuch einer äußeren Wendung, Zweitmeinung in einer Klinik mit Erfahrung bei Geburten aus Beckenendlage einholen.
Mehrlinge	Gibt es eine Klinik in erreichbarer Umgebung, die sich auf vaginale Mehrlingsgeburten spezialisiert hat?	Eine Mehrlingsgeburt ist nicht per se ein Kaiserschnittgrund.	Zweitmeinung einholen.

Indikation	Frage	Bemerkung	Alternatives Vorgehen
Drohende Frühgeburt	Gibt es die Möglichkeit, eine natürliche Geburt anzustreben? Gibt es zwingende medizinische Gründe für einen Kaiserschnitt?	Eine Frühgeburt ist kein zwingender Kaiserschnittgrund. Studien weisen darauf hin, dass eine vaginale Geburt ab einem bestimmten Gestationsalter oftmals kein Nachteil ist.	In der Klinik fragen, ob es einen zwingenden Grund außer der Frühgeburtlichkeit für einen Kaiserschnitt gibt. Zweitmeinung, wenn möglich, einholen.
Kurzer Abstand zwischen den Geburten	Wie geht es Mutter und Kind? Wie kurz ist der Abstand genau?	Ein kurzer Abstand unter 1 Jahr zwischen den Geburten scheint kein zusätzliches Ruptur-Risiko zu beinhalten. Ein Abstand von weniger als 1 Jahr scheint ein höheres Frühgeburtsrisiko zu beinhalten, jedoch kein erhöhtes Rupturrisiko.	Es braucht noch weitere Studien, um die Sicherheit bei einem Abstand kürzer als ein Jahr zu belegen. Wenn möglich eine natürliche Geburt anstreben.
Die Narbe ist zu dünn.	Auf Basis welcher Leitlinie/Studie wurde entschieden, dass der ermittelte Wert nicht ausreichend sein könnte?	Eine Narbenmessung wird bisher bei Müttern nach Kaiserschnitt in keiner Leitlinie als Entscheidungsgrundlage für eine VBAC empfohlen.	Es ist wichtig, die Lage der Plazenta in Bezug auf die Kaiserschnittnarbe zu kennen. Wenn bereits eine Narbenmessung erfolgt ist, kann sie als ein weiteres Kriterium dienen, ob eine VBAC erfolgversprechend ist. Bei Zweifeln kann eine Zweitmeinung eingeholt werden.

Indikation	Frage	Bemerkung	Alternatives Vorgehen
Die Narbe hat eine T- oder J-Form.	Liegt der OP-Bericht vor? Hat ein erfahrener Geburtshelfer die Situation beurteilt?	Die englische Leitlinie sieht eine unzureichende Studienlage, um zu beurteilen, ob eine vaginale Geburt nach T- oder J-Schnitt sicher ist, und empfiehlt eine individuelle Beurteilung. Die deutsche Leitlinie sagt, dass von einem vaginalen Entbindungsversuch Abstand genommen werden sollte.	Zweitmeinung einholen. Siehe: Induction of labour. Guideline of the German Society of Gynecology and Obstetrics (S2k, AWMF Registry No. 015-088, December 2020).
Der vorherige Kaiserschnitt wurde wegen eines Geburtsstillstands durchgeführt.	Gab es bei der Mutter in der Vergangenheit einen Unfall mit Beteiligung der Beckenknochen? War die letzte Geburt interventionsreich oder wurde die Mutter durch die Anwesenheit fremder Menschen gestört oder hat sie anderweitig Stress erlebt?	Ein Geburtsstillstand entsteht extrem selten aus dem Grund, weil mütterliches Becken und kindlicher Kopf nicht zusammenpassen. Vielmehr kommt er häufiger durch sogenannte Fehleinstellungen zustande. Auch bei nachgewiesen abweichenden Beckenmaßen der Mutter ist sehr häufig eine natürliche Geburt möglich.	Man sollte versuchen, herauszufinden, welche äußeren Umstände den Geburtsstillstand begünstigt haben könnten. Beurteilung des Beckens und seiner Beweglichkeit durch einen Osteopathen. Eine Umgebung von Geborgenheit, Ruhe und Zuversicht schaffen. Beckenerweiternde Gebärpositionen kann eine erfahrene Hebamme zeigen und anleiten, auch unter der Geburt.

Indikation	Frage	Bemerkung	Alternatives Vorgehen
In der Vergangenheit wurde eine Uterusoperation, z.B. eine Myomentfernung, durchgeführt.	Ist im OP-Bericht beschrieben, wie ausgedehnt die Myome waren und ob dabei die gesamte Wand der Gebärmutter durchtrennt wurde?	Die Datenlage ist uneinheitlich und es herrscht Unsicherheit darüber, ob eine Myomentfernung, bei der die gesamte Wand der Gebärmutter eröffnet wurde, das Risiko für eine Ruptur erhöht.	OP-Bericht besorgen und ggf. Zweitmeinung einholen.
HELLP Syndrom	Wie war der bisherige Verlauf? Wie stark ausgeprägt sind die Symptome?	Ein HELLP Syndrom entwickelt sich schubweise	Abwarten, Einleitungsversuch unternehmen und wenn möglich eine natürliche Geburt anstreben.

 Raum für Notizen

Absolute Kaiserschnittindikationen, betrifft rund 10 Prozent aller Kaiserschnitte

Indikation	Frage	Bemerkung	Alternatives Vorgehen
Plazenta Praevia (Die Plazenta liegt vor dem Muttermund.)	In welcher Schwangerschaftswoche bist du? Ist der Muttermund vollständig verdeckt oder nur teilweise? Ist die Plazenta in die Kaiserschnittnarbe eingewachsen?	Eine Plazenta praevia kann durch das Wachstum der Gebärmutter im Laufe der Schwangerschaft ihre Lage verändern. Bleibt sie vor dem inneren Muttermund liegen, ist eine natürliche Geburt nicht möglich und häufig treten bereits während der Schwangerschaft Blutungen auf.	Engmaschige Kontrollen und Kaiserschnitt, ggf. auch vor dem errechneten Geburtstermin, planen.
Es gab in der Vergangenheit eine Ruptur.	War es wirklich eine Ruptur oder bestand nur der Verdacht?	Nach einer Ruptur sollte immer ein Kaiserschnitt durchgeführt werden, weil die Wahrscheinlichkeit einer erneuten Ruptur bei ca. 5 Prozent liegen soll. Nicht jedoch, wenn der vorherige Kaiserschnitt wegen eines entsprechenden Verdachts, der sich nicht bestätigt hat, durchgeführt wurde.	OP-Bericht besorgen und genau lesen. Zweitmeinung einholen.

Indikation	Frage	Bemerkung	Alternatives Vorgehen
In der Vergangenheit wurde ein Kaiserschnitt mit hohem Längsschnitt durchgeführt, der weit nach oben reicht.	Was genau steht im OP-Bericht?	Größe und Richtung des Hautschnittes sagen nicht unbedingt etwas über die Schnittführung an der Gebärmutter aus. Ein hoher Längsschnitt gehört zu den absoluten Seltenheiten, wäre aber eine absolute Kaiserschnittindikation.	Unbedingt den OP-Bericht vorliegen haben.
Es besteht ein Geburtshindernis, z.B. ein Myom verlegt den Geburtskanal.	Ist das Hindernis direkt vor dem Geburtskanal lokalisiert? Besteht unter Umständen eine Querlage des Kindes, weil es sich durch das Hindernis nicht richtig bewegen kann?	Bei einem Geburtshindernis direkt im Bereich der Geburtswege ist kein anderer Weg als ein Kaiserschnitt möglich.	Unter Umständen kann der Wehenbeginn abgewartet werden, manchmal auch nicht.
Querlage des Babys im Bauch bei Geburtsbeginn	Hat die Geburt bereits begonnen oder wurde die Querlage während der Schwangerschaft festgestellt? Gibt es einen Grund für die Querlage? Das wievielte Kind dieser Mutter ist es?	Eine Querlage ist dann eine absolute Kaiserschnittindikation, wenn sie bei Beginn muttermundwirksamer Wehen weiterhin besteht. Gerade bei Müttern, die schon mehrere Kinder haben, ist oftmals viel Platz im Bauch und das Kind kann sich bei Wehenbeginn noch in eine günstigere Position begeben.	Wenn medizinisch vertretbar, Geburtsbeginn abwarten und Kaiserschnitt, falls eine unveränderliche Querlage bei Wehenbeginn weiterhin besteht.

Indikation	Frage	Bemerkung	Alternatives Vorgehen
Drohende Uterusruptur oder bereits eingetretene Ruptur	Spürst du/ Erlebst du: plötzliche Veränderungen im kindlichen Herztonmuster, Blutungen aus der Scheide, plötzlicher Wehenstop, plötzliche Verlagerung des kindlichen Kopfes oder Körpers, Vernichtungsschmerz im Narbenbereich, starker Dauerschmerz im Narbenbereich auch in den Wehenpausen, Angst / Unwohlsein, Kreislaufreaktion, wie Schwindel, Schweißausbrüche, Blutdruckabfall?	sofortiger Notkaiserschnitt erforderlich	keine Alternative zum Kaiserschnitt

Indikation	Frage	Bemerkung	Alternatives Vorgehen
Vorzeitige Plazentalösung	Spürst du/ Erlebst du: Schmerzen, sehr harter Bauch, Blutung aus der Scheide?	sofortiger Notkaiserschnitt erforderlich, außer die Geburt steht unmittelbar bevor	keine Alternative zum Kaiserschnitt
weitere absolute Indikationen	Nabelschnurvorfall, schweres Amnioninfektionssyndrom, Eklampsie, dauerhafter Herztonabfall oder andere schwerwiegende Veränderungen im Herztonmuster	Kaiserschnitt unumgänglich	keine Alternative zum Kaiserschnitt

Zahlen, Daten und Fakten rund um
die Geburt nach Kaiserschnitt

Re-Sectiorate in Deutschland (D)

Daten: 71% (D) aller Frauen im Zustand nach Kaiserschnitt erhalten im Jahr 2015 beim nächsten Kind wieder einen Kaiserschnitt.

Bemerkungen: European Perinatal Health Report, Core indicators of the health and care of pregnant women and babies in Europe in 2015. November 2018.

Re-Sectioraten in anderen Ländern

In Schweden und Norwegen liegt die Re-Sectiorate deutlich niedriger mit 45–55%.

European Perinatal Health Report, Core indicators of the health and care of pregnant women and babies in Europe in 2015.

Rupturrate im Zustand nach einem Kaiserschnitt
mit spontanem Wehenbeginn

Zwischen 2 bis 4 auf 1000 Frauen (0,2–0,4%) die einen Kaiserschnitt in der Vorgeschichte hatten.

Unterschiedliche Werte in unterschiedlichen Studien, je nach Art der Datenerhebung, ob nur Rupturen oder auch das Auseinanderweichen der Narbe (Dehiszenz) mit berücksichtigt werden und ob Einleitungsversuche stattgefunden haben oder nicht.

Rupturrate bei Einleitungsversuchen oder Gabe von Wehenmitteln

2–3fach erhöht, im Vergleich zu natürlichem Geburtsbeginn

Sectiorate bei Einleitungsversuchen

1,5fach erhöht im Vergleich zu natürlichem Geburtsbeginn

Rupturrate nach zwei Kaiserschnitten

Nicht signifikant anders als nach einem Kaiserschnitt. (Nach einem Kaiserschnitt 0,7% versus 0,9% nach zwei Kaiserschnitten) bzw. in einer anderen Studie 1,36%

Unterschiedliche Studienergebnisse, die davon abhängen, welche Frauen in die Erhebung eingeschlossen wurden, z.B. ob dazwischen schon eine vaginale Geburt stattgefunden hat oder nicht.

Rupturrate bei Abstand kürzer als ein Jahr

Scheinbar nicht erhöht, aber höheres Risiko für Frühgeburtlichkeit und Plazenta praevia

ACOG Practice Bulletin No. 205: Vaginal Birth After Cesarean Delivery, February 2019, Weitere Studienergebnisse müssen abgewartet werden.

Rupturrate, wenn bereits Ruptur stattgefunden hat

5% oder höher

Risiko einer Plazenta Praevia bei einer erneuten Schwangerschaft
nach einem, zwei oder drei Kaiserschnitten

Nach einem KS: 1,0%

Nach zwei KS: 1,7%

Nach drei KS: 2,8 %

Sterberisiko der Mutter bei geplanter natürlicher
Geburt im Zustand nach Kaiserschnitt

4/100.000

Sterberisiko der Mutter bei geplantem wiederholtem Kaiserschnitt

13/100.000

Sterberisiko des Kindes bei geplantem wiederholtem Kaiserschnitt

1/10.000

Sterberisiko des Kindes bei geplanter natürlicher
Geburt nach Kaiserschnitt

4/10.000

Ähnlich hoch wie bei einer Frau, die zum ersten Mal ein Kind zur Welt bringt.

Erfolgsrate eines Geburtsversuchs bei einem
Kaiserschnitt in der Vorgeschichte

72–75%

Die Erfolgsrate hängt stark von der Qualität der Begleitung in der jeweiligen Klinik ab.

Erfolgsrate eines Geburtsversuches bei zwei
Kaiserschnitten in der Vorgeschichte

62–75%

Die Erfolgsrate hängt davon ab, ob eine Mutter bereits einmal auf natürlichem Weg geboren hat.

Erfolgsrate, wenn bereits eine natürliche Geburt stattgefunden hat

85–90%

Dies ist der beste Prognosefaktor für das Gelingen einer natürlichen Geburt nach einem Kaiserschnitt.

Soweit nicht anders zitiert, stets aus:

RCOG Green Top Guideline, No 45, Birth After Previous
Caesarean Birth, October 2015, last revised, November 2018.

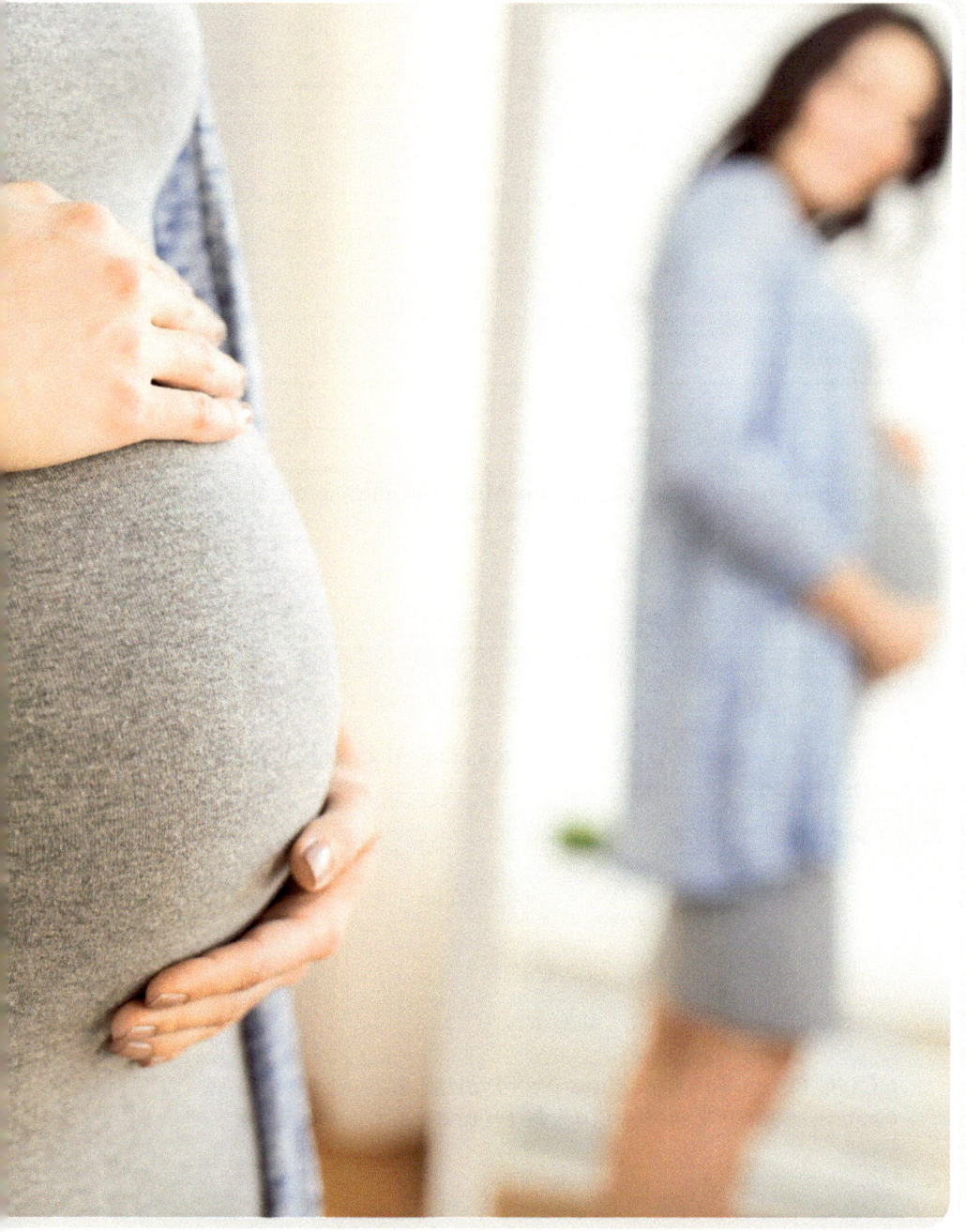

FRAGEBÖGEN ZUR REFLEXION

Diese Gedanken habe ich im Moment zur nächsten Geburt

So stelle ich mir meine
Traumgeburt vor, wenn eine
Fee mir alles erfüllen würde,
was ich mir wünsche.

Mein liebster Geburtsort

_____

_____

_____

_____

_____

Menschen, die mich begleiten sollen

_____

_____

_____

_____

Geburtsbeginn

_____

_____

_____

_____

_____

Geburtspositionen während der Wehen

_____

_____

_____

_____

_____

So möchte ich die Zeit der Wehen erleben

_____

_____

_____

_____

_____

_____

So möchte ich gebären

_____

_____

_____

_____

_____

So wünsche ich mir die Situation direkt nach der Geburt

_____

_____

_____

_____

So möchte ich das Wochenbett erleben

_____

_____

_____

_____

*So werde ich mich fühlen, wenn ich
meine Traumgeburt erlebt habe:*

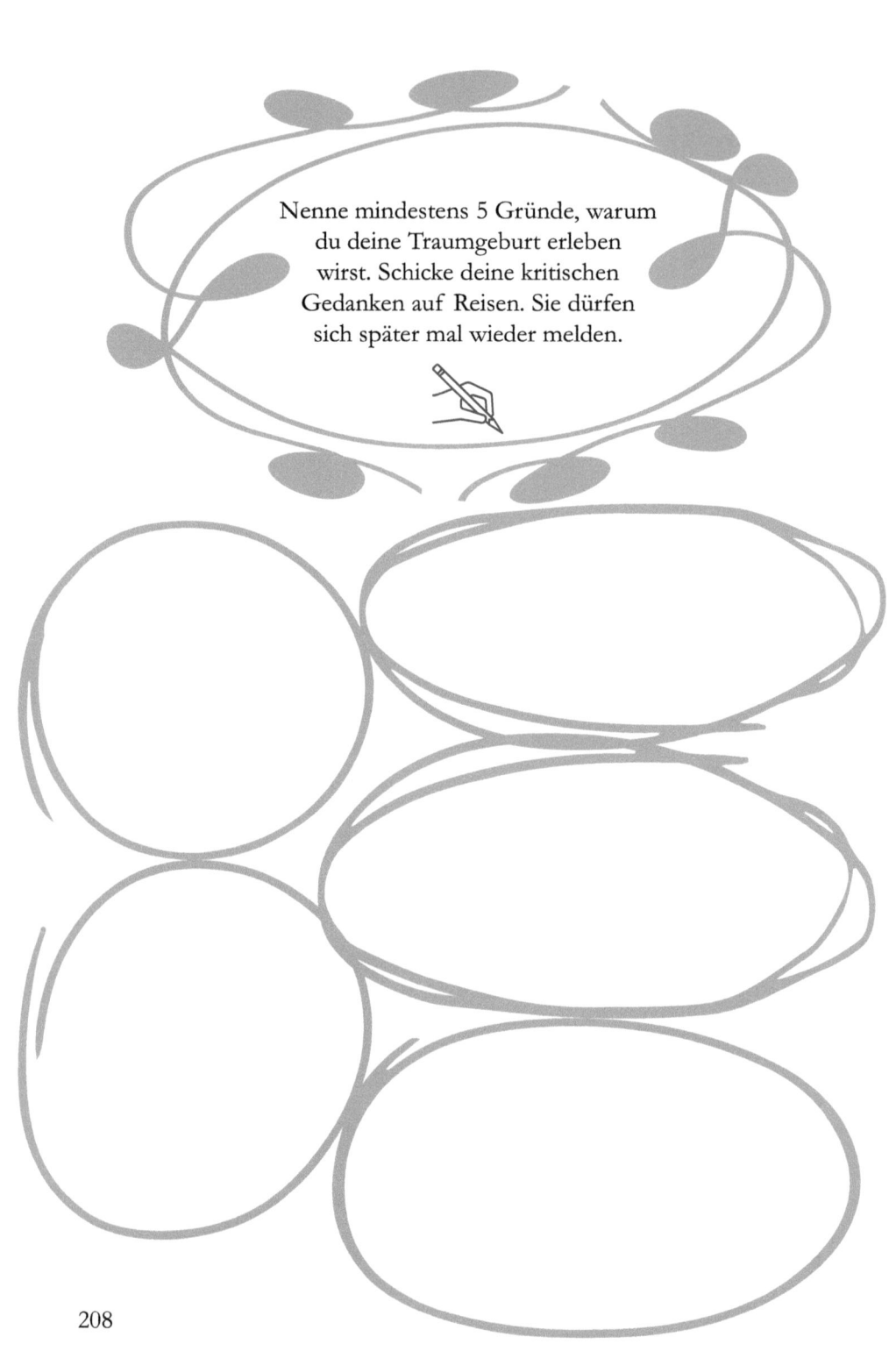

Nenne mindestens 5 Gründe, warum
du deine Traumgeburt erleben
wirst. Schicke deine kritischen
Gedanken auf Reisen. Sie dürfen
sich später mal wieder melden.

Diese Menschen bestärken und unterstützen mich

Zur Umsetzung meiner Wünsche in der Schwangerschaft tragen bei:

aus der Familie

aus meinem sozialen Umfeld
(Freundinnen / Nachbarn / Kolleginnen)

professionelle Helfer
(Hebamme / Arzt / Doula / Therapeuten)

aus der virtuellen Welt
(Forum / Online-Selbsthilfegruppe / virtuelle Helfer
/ Onlinekurse / andere Internetangebote)

Meine körperlichen Aktivitäten während der Schwangerschaft

Das tut mir gut / Das liebe ich:

Wie oft mache ich das?

Kann ich es öfter in meinen Tagesablauf einbauen und wenn ja, wie?

Was ist sonst noch möglich?

Du wünschst dir kompetente Begleitung bei deiner nächsten Schwangerschaft und Geburt? Hole sie dir noch heute!

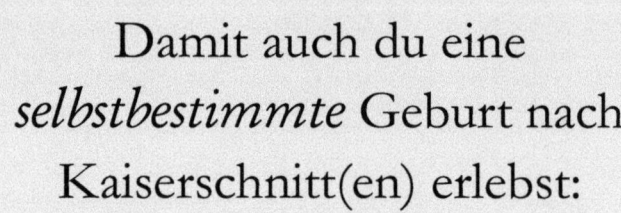

Damit auch du eine *selbstbestimmte* Geburt nach Kaiserschnitt(en) erlebst:

Der Online-Geburtsvorbereitungskurs passend zu diesem Buch

Dieser Online-Geburtsvorbereitungskurs ist speziell auf deine Bedürfnisse für eine natürliche, selbstbestimmte Geburt nach einem oder mehreren Kaiserschnitt(en) abgestimmt. Hier bekommst du das notwendige Fachwissen, das dir hilft, deine Geburt nach Kaiserschnitt(en) sorgfältig zu planen.

Ganz bewusst konzentrieren wir uns unter anderem auf Methoden aus dem HypnoBirthing, die aus jahrelanger Erfahrung wirklich für die Geburt hilfreich sind. Unser Online-Geburtsvorbereitungskurs ist einfühlsam, alltagstauglich, praxisnah, effektiv und leicht umsetzbar.

Wir wollen dir deine Sicherheit und dein Selbstvertrauen zurückgeben und dich unabhängiger von medizinischem Personal machen.

Mehr erfahren unter
geburt-nach-kaiserschnitt.de/online

Literatur

ACOG Practice Bulletin No. 205: Vaginal Birth After Cesarean Delivery, February 2019

Al-Kuran O, Al-Mehaisen L, Bawadi H, Beitawi S, Amarin Z. The effect of late pregnancy consumption of date fruit on labour and delivery. J Obstet Gynaecol. 2011;31(1):29–31.

Al-Zirqi I, Daltveit AK, Forsén L, Stray-Pedersen B, Vangen S. Risk factors for complete uterine rupture. Am J Obstet Gynecol. 2017;216(2):165.e1-165.e8.

Buckley S, Epidurals: Risks and Concerns for Mother and Baby, 2005

https://sarahbuckley.com/epidurals-risks-and-concerns-for-mother-and-baby/, aufgerufen am 1.9.2020

Bloedorn, Christina: http://www.bauchgeburt.de/studien-infos-textsammlungen/mögliche-fragen-an-die-geburtshelfer/, aufgerufen am 7.11.2020

Denison F, Price J, Graham C, Wild S, Liston W, Maternal obesity, length of gestation, risk of postdates pregnancy and spontaneous onset of labour at term. BJOG 2008; 115: 720–725.

Die Sectio Caesarea, Stand: 1.6.2020 https://www.awmf.org/leitlinien/detail/ll/015-084.html, aufgerufen am 3.9.2020

European Perinatal Health Report, Core indicators of the health and care of pregnant women and babies in Europe in 2015. https://www.europeristat.com/images/EPHR2015_Euro-Peristat.pdf, aufgerufen am 3.9.2020

Guo, X-Y, Shu, J, Fu, X-H, Chen, X-P, Zhang, L, Ji, M-X, Liu, X-M, Yu, T-T, Sheng, J-Z, Huang, H-F, Improving the effectiveness of lifestyle interventions for gestational diabetes prevention: a meta-analysis and meta-regression. BJOG 2019; 126: 311–320.

Hautakangas T, Palomäki O, Eidstø K, Huhtala H, Uotila J, Impact of obesity and other risk factors on labor dystocia in term primiparous women: a case control study. BMC Pregnancy Childbirth. 2018; 18(1): 304.

Induction of labour. Guideline of the German Society of Gynecology and Obstetrics (S2k, AWMF Registry No. 015–088, December 2020).

Institut für Qualität und Wirtschaftlichkeit im Gesundheitswesen (IQWiG) (Hrsg.), Schwangerschaft und Geburt, www.gesundheitsinformation.de, aufgerufen am 1.4.2020.

Kordi M, Meybodi FA, Tara F, Fakari FR, Nemati M, Shakeri M. Effect of Dates in Late Pregnancy on the Duration of Labor in Nulliparous Women. Iran J Nurs Midwifery Res. 2017;22(5):383–387.

Kordi M, Meybodi FA, Tara F, Fakari FR, Nemati M, Shakeri M. Effect of Dates in Late Pregnancy on the Duration of Labor in Nulliparous Women. Iran J Nurs Midwifery Res. 2017 Sep-Oct;22(5):383–387

Peters LL, Thornton C, de Jonge A, et al., The effect of medical and operative birth interventions on child health outcomes in the first 28 days and up to 5 years of age: A linked data population-based cohort study. Birth. 2018; 45: 347–357.

Rahm VA, Hallgren A, Högberg H, Hurtig I, Odlind V. Plasma oxytocin levels in women during labor with or without epidural analgesia: a prospective study. Acta Obstet Gynecol Scand. 2002;81(11):1033–1039.

Brocklehurst P, Maternal and perinatal outcomes in women planning vaginal birth after caesarean (VBAC) at home in England: secondary analysis of the Birthplace national prospective cohort study. BJOG. 2016; 123(7): 1123–32.

RCOG Green Top Guideline, No 45, Birth After Previous Caesarean Birth, October 2015, last revised, November 2018. https://www.rcog.org.uk/en/guidelines-research-services/guidelines/gtg45/, aufgerufen am 3.9.2020

Roos T, Vaginale Geburt bei Status nach Sectio, Teil 2: Maternale und fetale Risiken sowie Betreuung ab Geburtstermin, Gynäkologie 2013; 3: 31–37

Science Media Center (Hrsg.): Erste S3-Leitlinie für Kaiserschnitt: Hintergrund und regionale Datenanalyse. 12. Juni 2020

Shao Y, Forster SC, Tsaliki E, et al. Stunted microbiota and opportunistic pathogen colonization in caesarean-section birth. Nature. 2019;574(7776):117–121. doi:10.1038/s41586-019-1560-1

Stocche RM, Klamt JG, Antunes-Rodrigues J, Garcia LV, Moreira AC. Effects of intrathecal sufentanil on plasma oxytocin and cortisol concentrations in women during the first stage of labor. Reg Anesth Pain Med. 2001;26(6):545–550.

Thorngren-Jerneck K, Herbst A, Low 5-Minute Apgar Score: A Population-Based Register Study of 1 Million Term Births. Obstet Gynecol 2001; 98(1): 65–70.

WHO: Making childbirth a positive experience, New WHO guideline on intrapartum care, 2018. https://www.who.int/reproductivehealth/intrapartum-care/en/, aufgerufen am 3.9.2020

Leseempfehlungen

Ute Taschner, Kathrin Scheck
Meine Wunschgeburt. Selbstbestimmt gebären nach Kaiserschnitt
edition riedenburg, 2012

Brigitte R. Meissner
Emotionale Narben aus Schwangerschaft und Geburt auflösen
Brigitte Meissner Verlag, 2011

Ina May Gaskin
Die selbstbestimmte Geburt. Handbuch für werdende Eltern
Kösel Verlag, 2015

Jana Friedrich
Das Geheimnis einer schönen Geburt
Jana Friedrich, Selfpublisher, 2017

Wolf Lütje
Vertrauen in die natürliche Geburt – Gelassen und entspannt in den
Kreißsaal
Kösel Verlag 2016

Nora Imlau
Das Geburtsbuch: Vorbereiten – Erleben – Verarbeiten
Kösel Verlag, 2016

Sarah Schmid
Alleingeburt. Schwangerschaft und Geburt in Eigenregie
edition riedenburg, 2014

Links und Kontakte

Homepage der Autorin Dr. med. Ute Taschner mit Informationen, Blog
und Angeboten
geburt-nach-kaiserschnitt.de

Spinning Babies
spinningbabies.com

Verein Trauma Geburt
traumageburtev.de

Mother Hood e.V. – Bundeselterninitiative zum Schutz von Mutter und
Kind während Schwangerschaft, Geburt und 1. Lebensjahr
mother-hood.de

Deutsche Gesellschaft für Gynäkologie und Geburtshilfe – Aktuelle
Leitlinien
dggg.de/leitlinien-stellungnahmen/leitlinien

GreenBirth e.V. Unabhängige Elterninformationen rund um die Geburt
greenbirth.de

Deutschsprachige Gesellschaft für Psychotraumatologie
degpt.de

Deutsche Gesellschaft für Psychosomatische Frauenheilkunde und
Geburtshilfe DGPFG
dgpfg.de

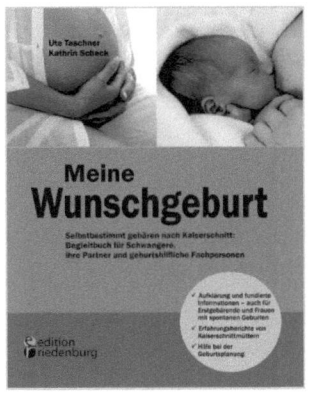

Meine Wunschgeburt – Selbstbestimmt gebären nach Kaiserschnitt

Selbstbestimmt gebären nach Kaiserschnitt: Begleitbuch für Schwangere, ihre Partner und geburtshilfliche Fachpersonen

Autorinnen: Dr. med. Ute Taschner, Kathrin Scheck

„Meine Wunschgeburt" bietet werdenden Müttern, ihren Partnern und medizinischem Fachpersonal

• Aufklärung und fundierte Informationen – auch für Erstgebärende und Frauen mit spontanen Geburten
• Erfahrungsberichte von Kaiserschnittmüttern
• Hilfe bei der Geburtsplanung

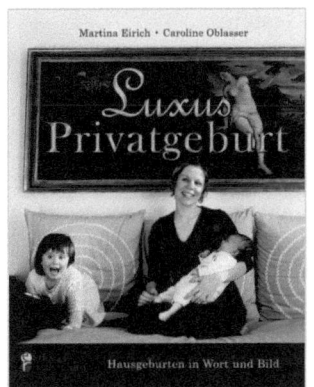

Luxus Privatgeburt – Hausgeburten in Wort und Bild

Autorinnen: Hebamme Martina Eirich, Caroline Oblasser

Rund 95 Prozent der 268 für „Luxus Privatgeburt" befragten Hausgeburtsmütter sind sich einig: Die Hausgeburt war ein „sehr gutes" Erlebnis!

Entsprechend emotional und voller Begeisterung ist auch das vorliegende Buch. Es zeigt über 100 stolze Mütter bei der Kunst des Gebärens in den eigenen vier Wänden und macht Lust auf interventionsfreie Geburtshilfe.

Mit Berichten von Hausgeburt nach Kaiserschnitt.

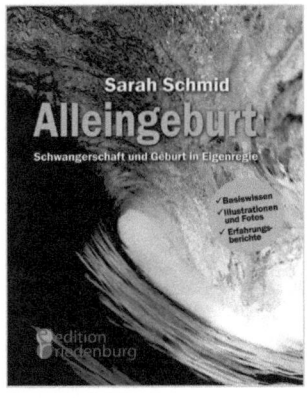

Alleingeburt – Schwangerschaft und Geburt in Eigenregie

Basiswissen | Illustrationen und Fotos | Erfahrungsberichte

Autorin: Sarah Schmid

In „Alleingeburt" vermittelt Sarah Schmid gesundes medizinisches Basiswissen und räumt gleichzeitig mit beängstigenden Geburtsmythen auf. Ihr Buch ist daher auch für all jene eine wertvolle Lektüre, die Schwangerschaft und Geburt im klassisch betreuten Umfeld planen oder selbst als GeburtshelferIn tätig sind.

Mit zahlreichen Illustrationen zur besseren Verständlichkeit.

Im (Internet-)Buchhandel und auf editionriedenburg.at

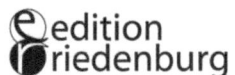

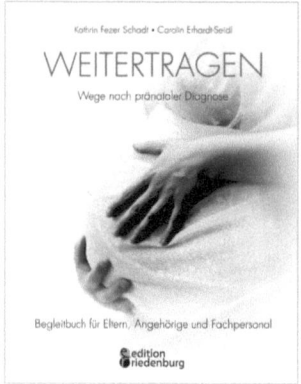

Weitertragen – Wege nach pränataler Diagnose. Begleitbuch für Eltern, Angehörige und Fachpersonal

Autorinnen: Kathrin Fezer Schadt, Carolin Erhardt-Seidl

Vorgeburtliche Untersuchungen in der Schwangerschaft können werdende Eltern mit unerwarteten Fragen konfrontieren: Wird unser Kind behindert zur Welt kommen? Was, wenn es nach der Geburt nicht lebensfähig ist oder noch im Mutterleib stirbt?

„Weitertragen" begleitet Eltern und Fachpersonal von der PND bis zur getroffenen Entscheidung und darüber hinaus.

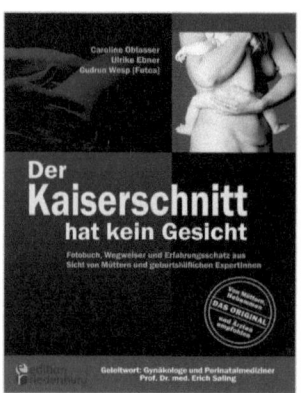

Der Kaiserschnitt hat kein Gesicht

Fotobuch, Wegweiser und Erfahrungsschatz aus Sicht von Müttern und geburtshilflichen ExpertInnen.

Autorinnen: Caroline Oblasser, Ulrike Ebner, Gudrun Wesp (Fotos)

„Der Kaiserschnitt hat kein Gesicht" präsentiert die Folgen von Kaiserschnitt-Operationen in Wort und Bild. 162 Kaiserschnitt-Mütter im Alter von 20 bis 77 Jahren, mit einem, zwei, drei oder sogar vier Kaiserschnitt-Operationen, wurden für das Buch befragt. Sie alle geben offen und ehrlich Auskunft.

60 Mütter zeigen darüber hinaus ihre Kaiserschnitt-Narbe.

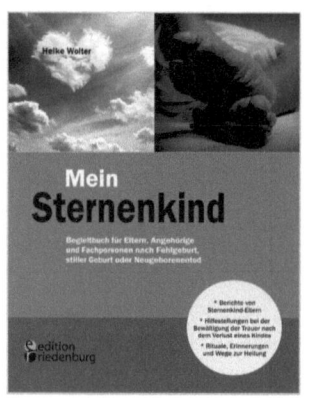

Mein Sternenkind

Begleitbuch für Eltern, Angehörige und Fachpersonen nach Fehlgeburt, stiller Geburt oder Neugeborenentod

Autorin: Heike Wolter

Nach dem Verlust eines Kindes braucht es Zeit, um wieder zurückzukommen in ein Leben, in dem man sich selbst aufgehoben und versöhnt fühlt mit dem unfassbaren Schicksalsschlag.

Zentral sind die Erfahrungen anderer Menschen, die Ähnliches durchlebt, durchlitten und in ihr Leben integriert haben.

Im (Internet-)Buchhandel und auf editionriedenburg.at

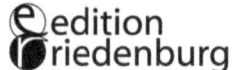

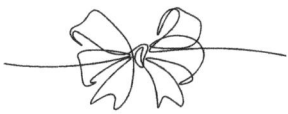

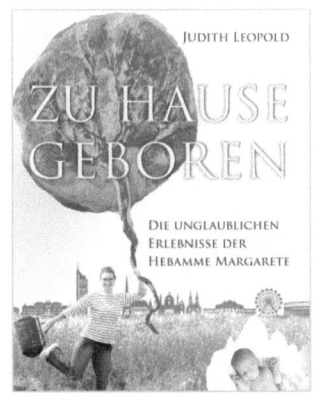
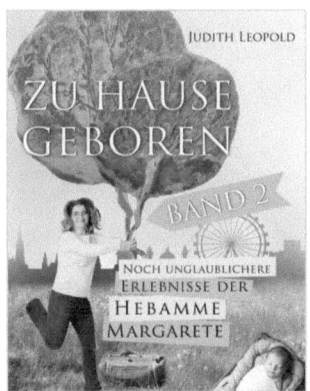
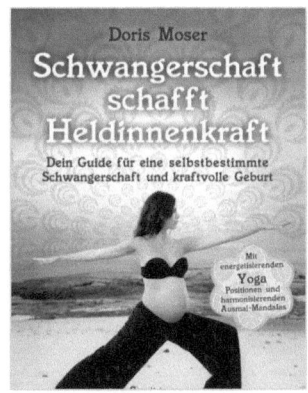

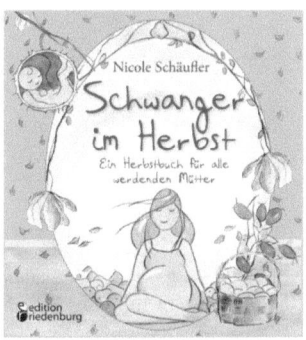
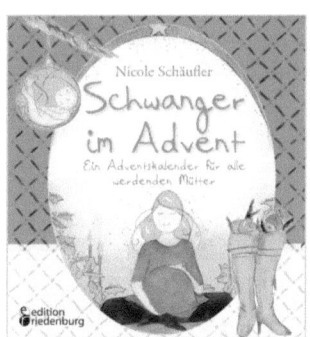
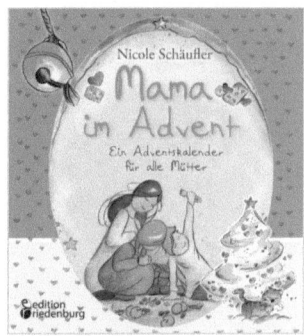

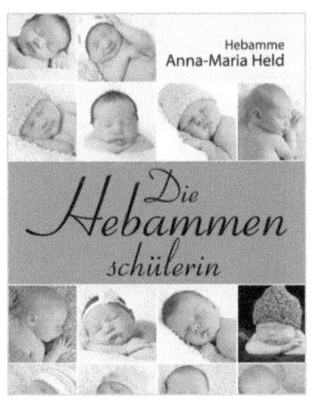
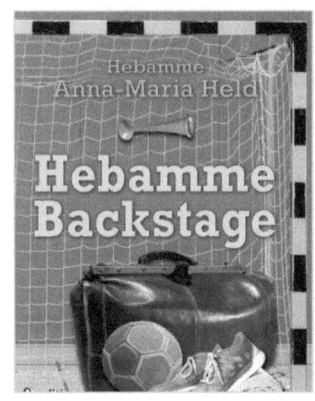
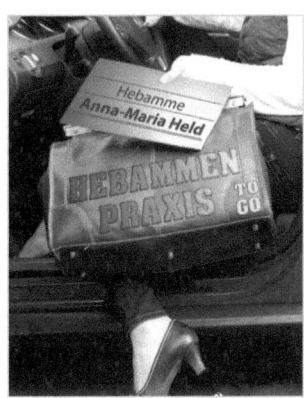

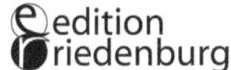

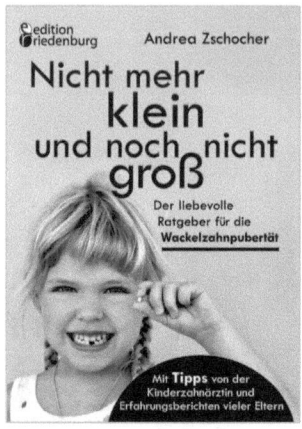

Nicht mehr klein und noch nicht groß

Der liebevolle Ratgeber für die Wackelzahnpubertät.
Mit Tipps von der Kinderzahnärztin und
Erfahrungsberichten vieler Eltern

Autorin: Andrea Zschocher

Kündigen sich bei deinem Kind die Wackelzähne an? Ist es auf einmal wie ausgewechselt? Sind starke Gefühle an der Tagesordnung und erinnert dich das Ganze an die anstrengenden Trotzphasen der Kleinkindzeit? Weil wir alle im selben Boot sitzen, gibt es diesen Ratgeber. Mit bewährten, alltagstauglichen Tipps wirst du die sensible Zeit des Zahnwechsels liebevoll begleiten.

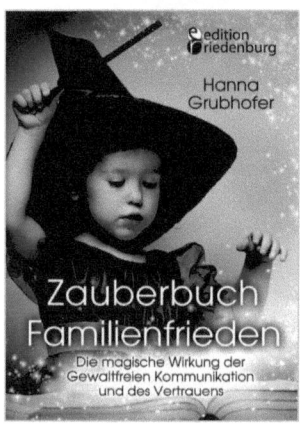

Zauberbuch Familienfrieden

Die magische Wirkung der gewaltfreien
Kommunikation und des Vertrauens

Autorin: Hanna Grubhofer

Raus aus dem Alltagsstress, rein ins volle Familienleben!

Im „Zauberbuch Familienfrieden" verrät die erfahrene Psychologin und 7-fache Mutter Hanna Grubhofer die zahlreichen Geheimnisse ihres glücklichen Familienlebens. Basis hierfür sind Gewaltfreie Kommunikation, Verantwortung und Vertrauen – in sich selbst und in die Kinder.

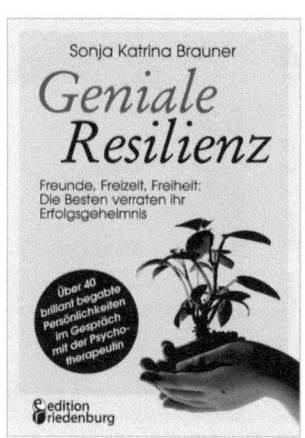

Geniale Resilienz

Freunde, Freizeit, Freiheit: Die Besten
verraten ihr Erfolgsgeheimnis

Autorin: Sonja Katrina Brauner

In „Geniale Resilienz" spricht Psychotherapeutin Sonja Katrina Brauner mit über 40 brillanten Persönlichkeiten. Vom preisgekrönten Schüler mit Marsrover-Prototyp über die Boxweltmeisterin bis hin zum international erfolgreichen Schriftsteller gewähren die Interviews Einblicke in die Welt der Hochbegabung, Sensibilität, Willenskraft und Out of the box-Denkweise.

Mit Resilienz stärkenden Übungen aus der Praxis.

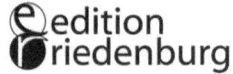

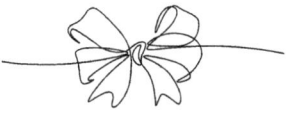

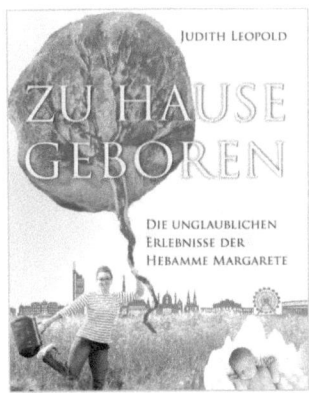
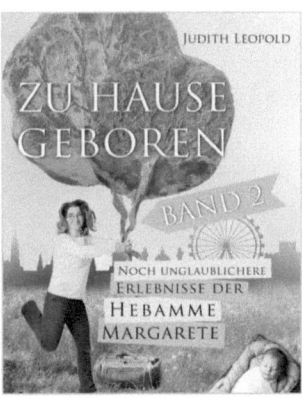
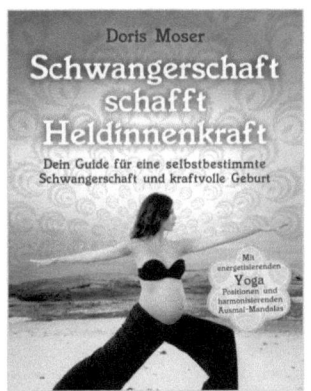

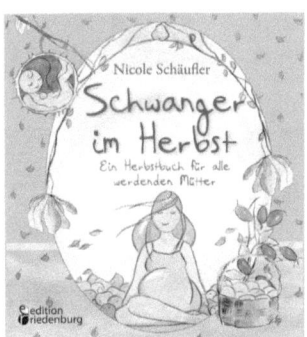
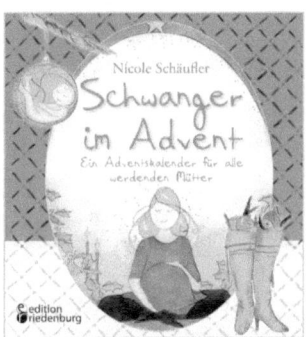
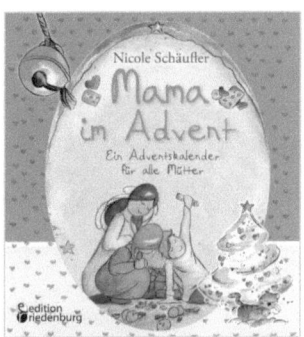

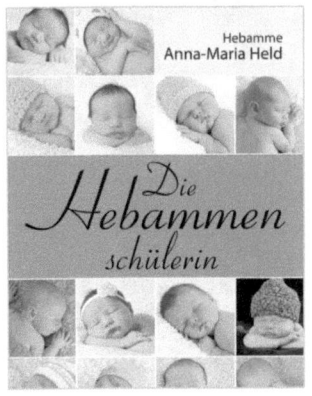
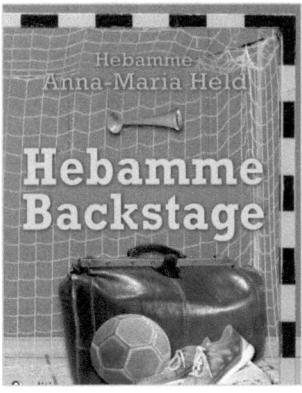
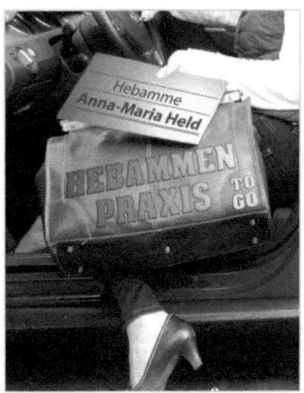

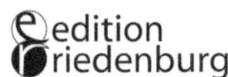

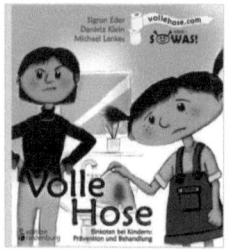
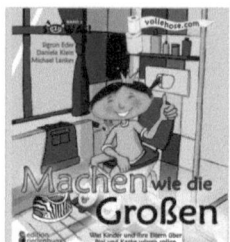
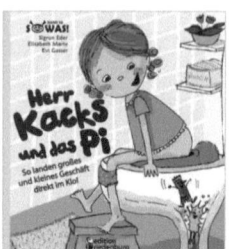
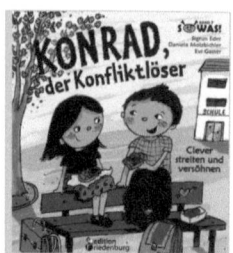

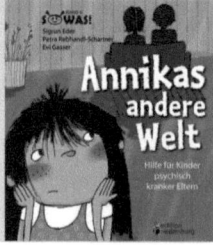
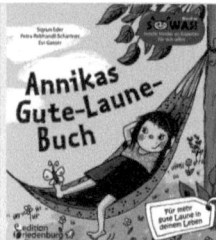

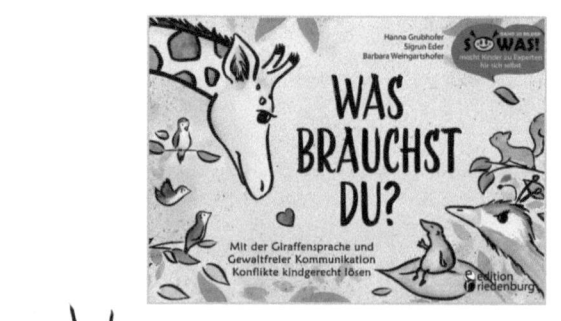
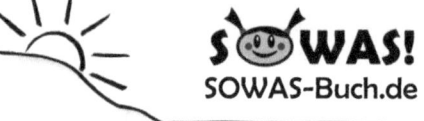
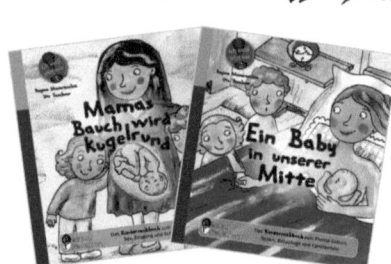

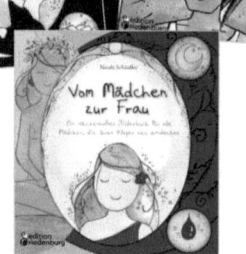
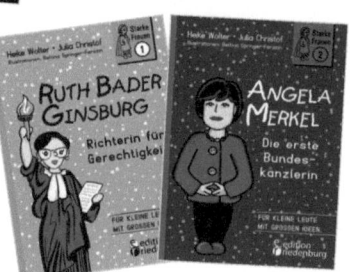
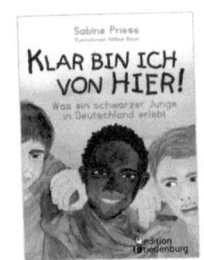

Im (Internet-)Buchhandel und auf editionriedenburg.at

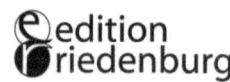
edition Riedenburg